新型コロナと向き合う

——「かかりつけ医」からの提言

横倉義武
Yoshitake Yokokura

岩波新書
1900

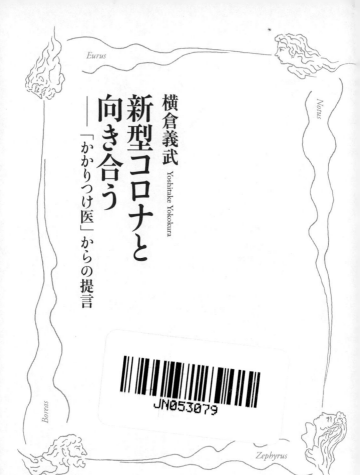

はじめに

世界中の社会経済に多大な影響をもたらしている新型コロナウイルス感染症。地域医療を担う第一線の医療従事者や行政の方々などのご尽力と、国民の皆様のご理解ご協力に、心から感謝と敬意を表します。

私は、二〇一二年から二〇二〇年六月までの四期八年間、日本医師会会長として「地域医療の再興」に力を入れてきました。医療を取り巻く様々な問題に対して、国が方針を示し、地域がそれを具体化するという構図はよくあります。本来、医療政策は、患者さんにとって最善の医療を提供することを第一に考えてつくらなければならないのに、患者さんに最も身近な地域医療の現場が国の示した細かいルールにがんじがらめになってしまう場面を、幾度となくみてきました。また、国が動いてくれないから、地域が独自に仕組みをつくって実施することもありますが、後になって国が方針を示し、これまで地域で行ってきたことがすべて塗り替えられてしまうこともあります。地域医療の現場は、国の政策に翻弄されてきました。

私は日本医師会会長に就任して以来、地域医療の実情を丁寧に汲み取り、それを国政に反映させることにより「地域医療の再興」を果たし、地域医療の現場が患者さんのための最適な医療に専念できるよう力を尽くしてきました。これは、今回の新型コロナウイルス感染症対応でも同様です。私は、二〇二〇年一月から六月までの半年間、新型コロナウイルス感染症(第一波)流行下において、地域医療の現場の実態に即した政策になるよう、国に働きかけるとともに、医師会独自に仕組みをつくって国と医療現場をサポートする活動なども行ってきました。

感染症パンデミックは、最初に大きな衝撃がありその後は事態が落ち着いていくタイプの自然災害と異なり、一定の周期で繰り返されるという特徴があります。そこで、第一波からの一連の流れを連続的に俯瞰することが、感染症パンデミック対策の検証には必要不可欠であると感じています。そこで、本書を通じて、私が日本医師会会長として新型コロナウイルス感染症対応に携わった第一波の半年間の対応を振り返り、そこから得られた教訓とともに、一年半あまり経った現状も踏まえ、私なりに辿りついた考えをお伝えさせていただくことにしました。

第1章は、私が日本医師会会長として新型コロナウイルス感染症対策に携わった二〇二〇年一月から六月までの半年間における第一波の対応の振り返りです。

第2章は、第一波の半年間の経験と一年半あまりが過ぎた現状を踏まえ、私なりに辿りついた教訓です。第一波では、PCR検査体制の脆弱さ、防護具不足による医療崩壊の危機、感染者数の急増に伴う医療提供体制の逼迫、コロナ医療と通常医療を両立させる医療体制への再構築、風評被害に伴う医療機関の経営悪化を救うための財源確保などの問題解決にあたりました。時間とともに対策も進み、改善が図られたものもありますが、医療提供体制の問題は依然として多くの課題を孕んでいます。

第3章では、「かかりつけ医」の果たす役割という観点から新型コロナウイルス感染症対応を考えました。かかりつけ医とは、なんでも相談できる上、最新の医療情報を熟知して、必要な時には専門医、専門医療機関を紹介でき、身近で頼りになる地域医療、保健、福祉を担う総合的な能力を有する医師です。今回の新型コロナウイルス感染症流行下において、ワクチン接種、発熱外来における感染者の早期発見、在宅療養患者の病状管理などの場面で、かかりつけ医の果たす役割には大きなものがあります。感染症パンデミックにおける感染対策を考えるうえでは、かかりつけ医の関わりも考えていかねばならない重要な課題です。

これまで様々な変異株の出現、感染者数のたび重なる急増により医療提供体制はたびたび危機に直面してきていますが、その一方でワクチンや治療薬の開発が進み、とにかく人との接触を防ぐしか手立てがなかった第一波の頃と比べて具体的な武器を手にできるようになったというよい兆しもあります。新型コロナウイルス感染症対応の教訓を踏まえた今後の検証にあたり、本書がその一助となれば幸いです。

目　次

目　次

目　次

第1章

〈ドキュメント〉
新型コロナウイルス感染症との半年間

本章では、二〇二〇年一月から六月まで、新型コロナウイルス感染症拡大の推移と政府の政策、医療現場の対応などを、その時々に模索し対応に動いた日本医師会(以下、適宜日医と略)会長としての立場で綴ってみたいと思います。

二〇二〇年一月——得体の知れない感染症の脅威

まずは情報連携の強化

事の始まりは、二〇一九年暮れの中国武漢における原因不明の肺炎患者急増という報道でした。感染拡大初期には、どうしても誤った情報が飛び交いやすく、医療者や国民の皆様が不安に感じ、そのことが医療現場の混乱につながりやすいものです。私は、二〇〇九年の新型インフルエンザ・パンデミック(世界的な大流行)のとき福岡県医師会会長の職にあり、初動の重要性を痛感したことを思い起こしました。そして、何よりまず、第一線の医療現場の方々に、今わかっている把握できる限りの情報をいち早くお伝えしなければという思いに駆られました。

そこで、二〇二〇年の新年早々に動き出し、一月七日から都道府県医師会および郡市区医師会を通じて医療機関への情報の発信を始めるとともに、日医ホームページに特設ページをつくることにしました（二三日に設置）。それが今回の事態に際して、私が最初に手掛けたことです。

一月九日、世界保健機関（ＷＨＯ）は、中国武漢市において入院中の肺炎患者の検体からの遺伝子配列解析により新種のコロナウイルスが同定されたと発表しました。一月一六日、国内最初の感染例（武漢市に渡航歴のある三〇代男性）が確認されたとの厚生労働省（厚労省）発表を皮切りに、その後相次いで感染者が確認されていきました。日に日に報道は過熱していき、今日は何人増えた、何人亡くなったといった具合に、各所で感染者数をカウントする動きが始まりましたが、人々の不安や恐怖を煽っているように感じました。国民の方々、医療現場の方々が過度に身構えて、心身への影響から、医療の妨げになりはしないかと危惧したものです。

正しく恐れるためには、患者の症状や治療法などの情報が必要です。とくに感染流行起点である中国の病院から情報が得られればより有意義と考え、世界医師会会長のときに親交のあった北京の中日友好病院に連絡をとり、これらの情報を提供してもらい、その都度、日医特設ホームページに掲載しました。

とはいえ、どんな感染症なのか、その素性が十分にわからない初期段階に発信できる情報には限界があります。初動は得てしてそうなのかもしれませんが、とにかく、まめに医療現場との双方向の情報連携をとるよう努めました。具体的には、平時から機能している、日本医師会・都道府県医師会・郡市区医師会の三層構造の情報連携体制を活かしました。この体制には二つの意義があり、一つは厚労省などから日本医師会に寄せられた情報や知見を都道府県医師会および郡市区医師会を通じて医療現場に発信すること、もう一つは最前線で患者対応にあたる地域医療の現場から地元医師会(郡市区医師会や都道府県医師会)に寄せられた声を日本医師会に届けてもらい、中央につなぐことです。

日本医師会からの一方向の情報発信のみでは、国民の生命や健康を守る観点から十分とはいえません。なぜなら、中央からの一方的な情報発信のみでは、地域医療の現場が患者対応にあたって抱く問題意識との乖離や、現場にとって真に必要な情報や知見が不足しているということも起こり得るからです。地域医療の現場と中央をつなぐ双方向の情報連携をとることによって、地域医療の現場で起きている問題が明確になり、その解消を図ることができます。また、どこでどのような問題が生じているのか、それが全国的な問題と化しそうな場合には国において全国的な解決策を考える必要があります。双方向の情報連携は、迅速な問題解決にとっても必要不可欠なことです。

2020年1月

早くも医療物資不足

医療現場からは早くもマスク不足の声が寄せられるようになりました。コロナ対策だけでなく、一般診療に必要なマスクも不足しているという話でしたので、厚労省に対して医療機関に必要なマスクなどの増産を急いでほしいとお願いしました。一月二四日のことです。

医療物資不足は、すでにこの頃から医療現場を悩ませる問題でした。詳細は後述にゆずりたいと思います。

日本医師会「新型コロナウイルス感染症対策本部」の設置

一月二八日、私は、日医会内に「新型コロナウイルス感染症対策本部」を設置しました。この頃日本での感染例は一〇人ほどでしたが、中国では感染がかなりの広がりをみせていて、感染者数は約二八〇〇人、死亡が八〇例という状況でした。中国は二五日までに武漢市と近隣一五市州の公共交通機関の停止、駅・空港の閉鎖、団体旅行の取扱いを停止するといった発表をしていました。また、ＷＨＯは、一月二二日から二三日に開催した緊急会合において「国際的に懸念される公衆衛生上の緊急事態（ＰＨＥＩＣ）」宣言をいったんは見送ったものの、その後中国以外の国における感染拡大を受けて再び会合を開くことになり、PHEIC宣言が出るか出ないかといったところに世間の注目が集まっていました。

一方、日本政府は、中国で新型コロナウイルスによる肺炎の感染が広がっていることを受けて、武漢市在留邦人が帰国するためのチャーター機を手配し、それが今日にも日本を出発するだろうという話になっていました。

私が対策本部の設置に踏み切ったのは、帰国後に感染が発症する可能性もあると考えて、しっかりと国内の医療体制を整えておかなければならないと思ったからです。近く、政府も対策本部を立ち上げるという話も聞いていましたので、そうなれば急速にいろいろな動きがあるだろうと思ったのもきっかけにあります（政府の「新型コロナウイルス感染症対策本部」は一月三〇日に設置された）。

我が国では、二〇〇九年の新型インフルエンザ感染症対応の教訓から、「新型インフルエンザ等対策特別措置法」（特措法）が制定されており、緊急事態宣言の発令により感染症対策の強化を図る法整備がなされていました。しかし、これは新型インフルエンザを想定してつくられていました。私は、今回の新型コロナウイルス感染症についても、国内の感染拡大が深刻化する場合に備えて、特措法の適用が可能になるよう今のうちから準備しておく必要があるのではないかと考えました。なぜなら、法改正となると時間がかかりますので、必要になったときに法改正に取りかかるようでは遅いからです。何より、特措法が適用できるようになったとしても、その運用は今回が初めてになります。新型インフルエンザを想定して制定された特措法が、新型コロナウイルス感染症対応においてどこまで有効に機能するのかわかりません。思いがけないことが起きる可能性は大いに考えられ、そのためにも早い段階から準備をしておく必要があるのではないかと危惧しました。

しかし、皆さんもご存知のとおり、特措法を新型コロナウイルス感染症にも適用するという改正法が成立したのは、三月に入ってからのことです。ずいぶんと時間がかかったものです。

国民の生命か、経済か

日医の対策本部を設置した一月二八日には、もう一つ大きな動きがありました。新型コロナウイルス感染症を、感染症法上の指定感染症(2類相当、一八三ページ参照)に指定する旨の政令が示されたことです。これにより、都道府県知事が認める場合には罹患した方に入院を勧告でき、同意しない場合は措置入院が可能となります。

運用体制が見えてきたと安堵するのも束の間、政令の施行日は一週間後の二月七日に先送りされました。中華圏の旧正月である春節を意識してのことなのだと思います。

私は、国民の生命よりも、経済が優先されたのかと直感しました。

施行の遅れは、水際対策の遅れをも意味します。輸入感染症を防ぐためには、まずは国内に感染症を持ち込まないという水際対策が重要になります。出入国管理法（入管法）という法律があり、政府はこれに基づき入国規制を行っています。感染症法上の指定感染症に罹患した方は、入国規制の対象になりますので、新型コロナウイルス感染症を指定感染症に指定する政令が公布されたことは、入国規制による水際対策が可能になるための第一歩です。しかし、この政令が施行されないうちは入国規制ができませんので、一週間後という施行の遅れは、その間に外国からの新型コロナ感染者の入国を許してしまうことになるわけです。

その後、世論はもとより、国会でも政令日の前倒しを求める声が大きくなり、政府は政令の施行日を二月一日に前倒しにしました。私は、もっと早く入国規制に踏み切るべきだったと思っています。なぜなら、私は一月二一日に医師会の公務で大分県に出張し別府に滞在していたのですが、宿泊したホテルには春節の休暇で来日したたくさんの中国人観光客の方々がおられて、武漢の話題でもちきりだったからです。

水際対策の限界とサーベイランス

入管法の入国規制の対象は、「外国人」の方々です。外国から帰国した「日本人」は規制対象ではないので、普通に入国できて、発熱があると検疫所に自己申告する仕組みになっています。一月一六日に国内初の感染例となった方もそうでしたが、武漢から羽田空港に着いたときにはすでに熱が下がっていたので、そのとき発熱がなければ検疫には立ち寄らないものです。

つまり、現行法制度のもとでは、外国からの輸入感染症を国内に持ち込ませないように完全に食い止めるということは難しいので、入国規制だけでは十分ではありません。国内に持ち込まれたときのことを想定して、サーベイランスを強化する必要があります。

今回、国内最初の感染者が空港における水際の検疫を通過したにもかかわらず確認されたのは、厚労省が一月六日の早い段階で、医療機関に対し、武漢市に滞在歴がある原因不明の肺炎患者を診察した際に国立感染症研究所での検査を促すなど、疑似症サーベイランス（原因不明の重症感染症の発生動向を早期に把握する仕組み）の強化を図っていたためです。

WHOのPHEIC宣言

一月三一日（日本時間）、WHOの緊急委員会により、「国際的に懸念される公衆衛生上の緊急事態（ＰＨＥＩＣ）」が宣言されました。日本、アメリカ、ドイツ、ベトナムといった中国以外の国で感染が確認されたことを受けて、感染拡大防止には国際的な協力態勢が必要であるというのがＷＨＯの判断でした。

過去の例をみますと、二〇〇九年の新型インフルエンザのときにも宣言されており、直近では二〇一九年コンゴ民主共和国でのエボラ出血熱、二〇一六年の中南米でのジカ熱の感染が拡大したときにもこの宣言がなされました。二〇一六年はリオ・オリンピックの開催年であったこともあり、オリンピックの開催が危ぶまれるといった話もありました。

そして、奇しくも、二〇二〇年東京オリンピックの開催予定年、新型コロナウイルスに見舞われたというわけです。

二〇二〇年二月――まさかの一斉休校

まん延防止のための医療体制の構築始まる

二月に入ると、世界では一万七三九一人の感染者が発生、そのうち中国が最も多く、死亡者は四二五人といわれていました。一方、日本では、感染者数は二〇人、うち中国からの感染経路がわかっているケースが一七例、感染経路がわかっていないケースが三例という状況でした。

二月一日、前述したように、新型コロナウイルス感染症を指定感染症（2類相当）に指定すると定めた政令が施行されました。

この頃から、新型コロナウイルス感染症に対応する医療体制の構築が徐々に始まっていきました。厚労省は、二月一日、国民の不安軽減とまん延防止の観点から、「帰国者・接触者相談センター」と「帰国者・接触者外来」の設置を開始しました。まず、「帰国者・接触者相談センター」が相談を受け、新型コロナウイルス感染症の感染疑い例（**次ページ**）のうち感染の有無を調べる検査（ＰＣＲ検査）や受診が必要であると判断した場合には、「帰国者・接触者外来」との間で受診調整を行い、患者に受診先の医療機関名などを伝えます。「帰国者・接触者外来」

では、疑い例を診療体制などの整った医療機関に確実につなぐため、医療従事者の十分な感染対策を行い、疑い例とそれ以外の疾患患者が接触しないよう可能な限り動線を分けるなどの院内感染対策を講じたうえで、必要な検査や診察を行う仕組みです（なお、「疑い例」の定義はその後、随時見直された）。

次のⅠおよびⅡを満たす場合を「疑い例」とする。
Ⅰ　三七・五度以上の発熱かつ呼吸器症状を有している。
Ⅱ　発症から二週間以内に、以下の（ア）（イ）の暴露歴のいずれかを満たす。
（ア）武漢市を含む湖北省への渡航歴がある。
（イ）武漢市を含む湖北省への渡航歴があり、発熱かつ呼吸器症状を有する人との接触歴がある。

二〇二〇年二月一日時点

このときはまだ、どこの医療機関に「帰国者・接触者外来」を設置するのかについては具体的には決まっていませんでした。厚労省としては、感染症指定医療機関（1類や2類感染症等の患者に対する医療を担う医療施設として、厚生労働大臣や都道府県知事が指定した医療機関：二〇一九年四月時点で全国で延べ四一〇機関一八七一床）に設置する考えで、二次医療圏（病院や診療所の入院病床の整備を図るべき地域的単位：二〇二〇年四月時点で全国三三五医療圏）ごとに一か所設置することを目標としているようでした。

しかし、私たちの感触では、この配置基準はかなり厳しく、実現に時間がかかるように感じました。もともと感染症指定医療機関の数は圧倒的に少なく、指定医療機関以外に協力を求めるとしても、感染していない方と感染者の動線をしっかりと分離できて、しかもマスクやフェイスシールドといった感染を防ぐ標準予防策を実施できる医療機関でなければなりません。

厚労省も、この設置目標を達成するには感染症指定医療機関だけではとても間に合わないという認識で、それ以外の医療機関のうち「帰国者・接触者外来」の設置要件を満たせる施設を二月上旬までに都道府県が選定する方向で動いているという話でした。

医師の判断で検査ができない

皆さんも、かかりつけ医（第3章参照）を受診したときに詳しい検査や手術が必要となったら、かかりつけ医から専門医療機関へ紹介してもらったというご経験があると思います。このように、本来であれば、かかりつけ医から直接、専門医療機関へ紹介できるものなのです。

それが、新型コロナウイルス感染症の場合、「帰国者・接触者相談センター」を通さないといけない、つまりPCR検査ができないという仕組みになっていました。そのため、医師が来院患者を受診して、新型コロナウイルス感染症の疑いがあり、PCR検査が必要であると判断して「帰国者・接触者相談センター」に連絡しても、「疑い例」に該当しないという理由で受け付けてもらえないという声が、全国各地から寄せられるようになりました。

「帰国者・接触者相談センター」の言う「疑い例」とは前述した一二ページの国の基準のことで、これに該当する場合にのみ「帰国者・接触者外来」につなぐという運用がなされていました。

このような仕組みでしたので、たとえ医師であっても、直接、「帰国者・接触者外来」に紹介することはできずに、「帰国者・接触者相談センター」に連絡するしかありませんでした。しかし、皆さんご存知のように「帰国者・接触者相談センター」は、設置から間もなくすると電話回線がパンクして繋がらなくなるという事態になりました。また、電話が繫がったとしても、国の基準の定義にあてはまらないからといって門前払いにされ、医師が医学的見地からこの患者さんには検査が必要だといくら言っても受け付けてもらえない。そんな医療現場からの声が、しだいに大きくなっていきました。

私は、全国的にこのような事例が多発しているのではないかと思い、同様の事例がどのくらいあるか、都道府県医師会を通して急ぎ調査を実施することにしました。

のちの調査結果によりますと、二月二六日から三月一三日までの間、医師がＰＣＲ検査を必要と判断したにもかかわらず、検査に結び付かなかった不適切と考えられる事例として報告されたのは、四七都道府県のうち二六医師会全二九〇件で、件数の多い順に大阪四七件、東京三六件、兵庫二七件、埼玉二〇件、熊本一五件他という結果でした。

各県において検査を実施できる件数が限られており、余力がないという話で、あまり検査件数が増えるのは困るというのが厚労省の懸念でした。しかし、実態に即した必要検査件数をきちんと把握して、それに対応しうるよう検査体制を充実させていくべきであって、検査を必要とする方が検査にアクセスできない現状を何とか打開しなければなりません。

そこで二月七日、厚労省との協議において、国の定義にあてはまらなくても、医師が検査の必要があると判断した場合は「帰国者・接触者相談センター」を介さず、医療機関から直接診療体制の整った医療機関への相談を誘導することも可能であることを確認し、その旨、日医から都道府県医師会宛てに通知しました。本来の医療の姿に少し方向修正できたような気がしました。

基準というのは良しあしで、今回のように国の定義にあてはまらないから一切排除するという画一的で形式的な判断は、本来の医療の姿ではなく、「お役所医療」です。本来の医療は、その患者さんにとって検査が必要かどうかを、医師が医学的に判断するものです。

今回の新型コロナウイルス感染症の場合には、慢性疾患をもつ高齢者が感染すると死亡のリスクが高いということがわかってきていました。そんな重症化しやすい方々に必ずしも国の定義にあるような武漢への渡航歴があるわけがありません。PCR検査能力に限界があるから検査数を限るというのではなく、医学的に検査が必要な方は対象者に含めるべきだったのです。国の定義を否定するつもりはありませんが、それだけでは不十分で、新型コロナウイルス感染症の特性と個々の患者の特性を踏まえた医師による医学的な判断事例をもはじめから検査対象に含めるべきであったということは、教訓に残してほしいと思います。

見えぬコロナの様相

感染症専門家の中には、新型コロナウイルス感染症は世間が騒ぐほど重篤な病気ではないと考える人もいましたが、いまだ全貌がつかめていない段階では慎重に事態を注視していく必要があるように思えてなりませんでした。

というのも、中国からの情報では死亡者数が日々刻々と増えており、大変重篤な疾患であるという印象を抱きました。一方、日本において陽性と判断され、感染が確認された方々の治療に実際にあたった医師からの情報によると、大変軽症で、当初、高熱で衰弱していたような方も、一般的な医療の体制で十分に乗り切れる印象であるという話がありました。当時はまだ症例数も少ないなか、中国からの情報と日本の感染患者の情報には随分乖離を感じました。

他方、『ランセット』などの外国の医学雑誌には中国から発信された情報が掲載されてきており、基礎疾患がある方が重症化していることと、どういうわけか小児の発症例が少ないということがわかっていました。

足りない感染症病床――厚労省の方針転換

二月三日に横浜港に帰港したクルーズ船「ダイヤモンド・プリンセス」号の乗員乗客の中から検査陽性者が多数確認され、感染症指定医療機関だけではとても対応できなくなってきました。今のうちに入院の収容能力を高めておかないと、感染者が増えた場合に対応できなくなるということで、厚労省は、二月九日、感染症指定医療機関以外の医療機関においても、新型コロナウイルスの感染者を収容することができるという考えを示しました。確かに、これからクルーズ船内だけでなく、市中感染が広がると、指定医療機関だけでは対応できなくなるというのは、医療者であれば誰もが抱く感覚です。

とはいえ、日頃から陰圧室（室内の気圧を室外よりも低く保ち、室内のウイルスを室外に逃さないようにして感染症の拡大を防ぐことができる）など感染対応専用の医療設備が整備され、感染防護に必要な物資にも恵まれた指定医療機関と違って、一般医療機関にはこのような設備は全くありません。このような違いがあるなか、一般医療機関に指定医療機関と同じ水準で患者の受入れに対応せよというのは酷な話です。相当の準備が必要となります。

一方で、マスク一つとってみても、国は緊急で増産していると言いつつも、医療現場では依然として足りない状態が続いていました。つまり、国は感染防護のために必要な医療物資を用意できない状況でした。このような状況下で十分な準備なく感染患者の受入れに踏み切ることは、医療従事者や一般疾病で受診した患者さんがコロナに感染する、院内感染のリスクを高めることになってしまいます。

感染を防ぐ標準予防策をきちんとできるようにしなければ、医療機関はとても対応できない。

このことを、私たちは国に強く進言しました。

国への六項目の要望

二月一四日、加藤勝信厚生労働大臣を訪れました。前日の一三日には新型コロナウイルス感染症により日本人初の死者が出て、感染拡大が現実味を帯びてきました。私は、日本のみならず世界の人々の生命と健康の安全を確保するため、新型コロナウイルス感染症対策の一層の充実を図ることをお願いしたいとして、次の六つの項目の実現を加藤大臣に強く要請しました。

(1)新型コロナウイルス感染症に関する適切な情報の把握
(2)国民に対する正確かつ有用な情報提供の徹底
(3)新型コロナウイルス感染症に感染した人の早期発見と診断
(4)新型コロナウイルス感染症に対応する地域医療提供体制の強化
(5)新型コロナウイルス感染症の流行に備えた対策
(6)新型コロナウイルス感染症対策への適切な財源の確保

そして、国民が安心して暮らしていけるよう、新型コロナウイルス感染症の拡大防止に向けて、今後も協力していくことを改めて確認しました。この六項目の中で、私がいちばん強調したかったのは、(1)新型コロナウイルス感染症に関する適切な情報の把握、でした。ウイルスの性質が十分にわかっていなかったし、武漢の病院の混乱状況がマスコミでさかんに報道されていました。日本ウイルス学会からは、二月一〇日に新型コロナウイルス感染症の報告が、以下のように行われていました。「中国湖北省武漢市で二〇一九年一二月に発生が報告された新型コロナウイルス感染症は、世界各地に感染の広がりをみせておりますが、国内では医療施設、行政等の関係機関により懸命な対策が進められております。日本ウイルス学会は新型コロナウイルス(2019-nCoV)について正確な情報を提供し、医療施設、一般市民の皆様の予防、対策に役立てていただくことを願っております」

政府「新型コロナウイルス感染症専門家会議」初会合

二月一四日、政府は医学的な知見を踏まえた対策を検討するため、新型コロナウイルス感染症対策本部のもとに、感染症専門家で構成する「新型コロナウイルス感染症専門家会議」の設置を決め、一六日に初会合が開催されました。座長は脇田隆字国立感染症研究所所長、副座長は尾身茂独立行政法人地域医療機能推進機構理事長で、日医からは釜萢《かまやち》敏常任理事・日医感染症危機管理対策室長が参画しました。

会議では、国内の感染は拡大している状況にあるとの認識で構成員の考えが一致し、「相談・受診の目安」についての議論が行われました。

日医からは、まだ新型コロナウイルス感染症の全貌がわかったわけではないということと、重症になった方がどういう臨床経過をとるかについても情報が不足していることから、症例を登録し、関係者が情報共有できるように、今後重症者を診なければいけない医療機関に適切な情報提供を行うことを求めました。

また、国内の現状をどう評価するかについては、すでに感染経路を追えなくなっている事例が出ており、国内の感染が拡大に向かっていると思われました。

これについて加藤厚労大臣は会議の席で、感染者を全例拾い上げることは今後かなり困難になるが、経路を追えるものについては引き続き追う方針であると話したといいます。また、安倍晋三総理は、事態は時々刻々と変化しており、感染のステージが変わってきたので、先手を打って対策し、前例に捉われず、今回独自の施策をとるようにと指示するとともに、「相談・受診の目安」について明確に示してほしいと話したそうです。

専門家会議では、各地で感染経路を追えない事例が複数確認されていることを踏まえ、国内へのウイルスの侵入を防ぐ水際対策として感染流行地への渡航者とその接触者に重点を置く従来の方針を改め、今後は、肺炎発症者のサーベイランスにより重症化や死亡を防ぐ対策に重点を置き、国内各地に患者が発生することを前提とした対応を行う方針に転換することになりました。もっとも、水際対策による警戒も引き続き継続されます。すでに肺炎の症状を示している患者にＰＣＲ検査をして、陽性であった場合には重症化する可能性が高いことから、肺炎の原因究明のためにＰＣＲ検査を行うことに方針を切り替えるという話です。これに伴い、医療機関は肺炎と診断した患者で経過が長引く場合には、「帰国者・接触者相談センター」に連絡し、ＰＣＲ検査ができる医療機関に速やかに搬送することになります。

重症者についての経過観察が非常に重要ですが、どのような疾患の特徴があるかをみると、風邪様症状が一週間ほどあってなかなか治りにくく、その後、咳が強くなってくるが、咳が出た段階では下気道の炎症が起こっていることがかなり多く、息苦しさも出てくるとのことで、このような状態のときはＰＣＲ検査が必要だということになります。

感染疑いの方が来院した際に「帰国者・接触者相談センター」への相談を案内する、という医療機関の対応に変更はありませんでした。患者さん自身が症状から感染の疑いを認識することは困難なので、医療機関では感染者の来院を想定した対応が求められます。

また、新型コロナウイルス感染症は、感染しても必ずしも症状が出るわけではないことがわかってきていました。二月一四日には、無症状の感染者も、新型コロナウイルス感染症患者とみなして扱われることになりました（一八三ページ参照）。例えば、当時武漢からのチャーター便の帰国者全例七〇〇人以上にPCR検査をし、陽性は一三人、そのうち無症状者は四人でした（二〇二〇年二月一五日一八時時点）。チャーター便帰国者を除くと、国内で確認された陽性者数は四〇人、そのうち六人が無症状でした。さらに、「高齢者・基礎疾患保有者は重篤になる可能性が高い」ということがこの日の初会合で確認された重要な知見でした。

医療現場と国民にどう伝えるか

さて、一六日の専門家会議で示されたこれらの情報を、日医として医療現場にどのようにお伝えし、国民に対してどのようなメッセージを出したらよいだろうかと考えました。医療現場の方々には新型コロナウイルス感染症に関する現状の説明と注意しなければいけない点、院内の動線の確認、新型インフルエンザのときの医療機関対応に準じてほしいということを盛り込むこと、一方、国民に対しては病気の特性に言及し、若い人の多くは風邪症状で終わるが、高齢者や合併症をもっている人が重症化しやすいというメッセージを出すことにしました。すでに、日医からの文書などで現場には連絡済みの情報もありましたが、新型コロナウイルス感染症の全貌がまだ見えてこないなか、代わる代わる各所でいろいろな情報が発信されてくると、どの情報が最新なのかがわからなくなるため、適切な情報やメッセージを発信し続けることが大切だと考えていました。

そして、翌一七日、医療機関に向けて、都道府県医師会長・郡市区医師会長宛ての文書として、「新型コロナウイルス感染症(COVID-19)への対策の見直しについて」を発信しました。

一方、国民の皆さんへのメッセージとして、日医のホームページに、「新型コロナウイルス感染症の正しい理解のために」を公表しました。

医療現場からは、実際にどう対応したらいいか悩む声が聞こえてきました。確かに、様々な見解や情報が錯綜しているうえに、政府の方針もコロコロと変わるので、医療現場はいったい何に従えばよいのかわからなくなります。

私は、誰か感染症専門家の方に概説していただき、新型コロナウイルス感染症について勉強できる三〇分くらいのビデオ教材を日本医師会で作成し配信しようと考えました。そして、日医予防接種・感染症危機管理対策委員会の岡部信彦委員(川崎市健康安全研究所長)の協力のもと、新型コロナウイルス感染症への対応についてのQ&A形式の解説動画が完成し、日医ホームページにて公開しました。

2020年2月

検査体制の強化？

国立感染症研究所と地方衛生環境研究所で実施できるＰＣＲ検査件数を大幅に増やしたという話も聞こえてきていました。並行して、大学や民間でもきちんと対応できるところについては、検査ができる体制を整えているという話でした。今後については、ＰＣＲ検査が必要な方にできなくなるということは、おそらくないだろうという感触をもちました。

また、前述したように、二月七日には医師がＰＣＲ検査をする必要ありと判断した場合には検査を行えるように方針が見直されたはずでした。

しかし、地域によっては依然として「帰国者・接触者相談センター」に検査を断られるという話がありました。とある地域では、開業医の方が患者さんから相談を受けて、新型コロナウイルス感染症疑いが否定できないということで「帰国者・接触者相談センター」に電話するようにお伝えしたそうです。後日、患者さんに、どうだったかとお尋ねすると、「定義外だから、検査しなくてもいい、検査は受けられないと言われた」と言います。他の地域からも類似の問合せが日医に寄せられていました。

なくならない不適切事例については、日医から厚生労働省に対して申入れを重ねました。

産業医をされている方からの問合せがあり、「コロナでないことを証明してください」「コロナが治癒していることを証明してほしい」としばしば患者さんからお願いされることがあって、患者さんにどんなふうに応えたらよいものかというお話でした。日医としては、新型コロナに感染していないことの証明はできないという考えをお伝えしましたが、それでは患者さんは納得しないので、文書にしてほしいということでした。厚労省と相談して、早急に文書を出せるようにしたいと伝えました。

とある地域では、感染者を診察した医師が二週間自院を休業したという事例があり、受診患者が新型コロナに感染していた場合には二週間休まなければいけないのかという話が浮上しました。ウイルスの様相が全くわからない状況下では、医療機関を休むといったような対応も考えられたと思います。ただ、二月一七日のWHOの発表では、八〇%以上が軽症に経過し、肺炎や息苦しさが出るのは一四%、重篤になる方は五%という数字がはっきりと出ていましたので、陽性者が出た際にすべて二週間隔離というようなことはもうしなくてよいのではないかと、医師会内ではそういう話になりました。

学級閉鎖すべきか——学校医の出番

学級閉鎖の定義はどうするのか、何か方針は出ているのかという問合せが医療現場から寄せられました。「一人でも感染者が出たら学級閉鎖にする」とか、「インフルエンザのように生徒の三分の一が感染したら閉鎖する」といった方針を、早急に決めなければならないのではないかというご指摘でした。

インフルエンザとの大きな違いは、インフルエンザの場合は迅速診断キットがあって、どこでも検査が行えます。一方、新型コロナウイルスの感染を確認するためには、どんなに検査がたくさんできるようになったとしても、当面はＰＣＲ検査を行うしかないので、検査のできる数がかなり限られる状況ですが、これは重要な視点だと思いました。私は、二月二七日に総理にこのことをお伝えし、学校医と相談して地域の感染状況などに応じた臨時休校について検討いただけるようお願いしました。

オンライン診療

二月一六日、政府の専門家会議では、どのような場合に相談・受診いただくのが適切か、その目安を示すことで、重症化するリスクのある方を含め、必要な方が適切なタイミングで医療を受けられるよう、「新型コロナウイルス感染症についての相談・受診の目安」が議論されました。その中には、発熱などの風邪症状がみられるときには外出を控えていただくこと、「帰国者・接触者相談センター」にご相談いただく目安や、医療機関を受診する際にはマスクを着用することのほか、手洗いや咳エチケットのお願いなどが示されました。また、医療機関の待合室などでの密状態により感染してしまう懸念から医療機関への来院を躊躇する方もいると思われ、来院せずに医療にアクセスできるオンライン診療が注目されました。

医師法第二〇条本文には、「医師は、自ら診察しないで治療をし、若しくは診断書若しくは処方せんを交付……してはならない」とあり、電話で容態などを聞いたのみで診断を行ったり治療方法を指示することは、原則として本条違反というのが厚労省当局の見解です。ただし、例えば前日まで相当期間にわたって診療を続けてきた患者から電話で照会があり、とくに急変も認められないような場合に適当な指示を与える程度のことは、必ずしも本条違反を構成するものとは解されないとされています。まずは、このことを医療現場にお伝えすべく、二月二一日に日医から都道府県医師会に対して通知をお送りしました。

診察は、患者さんの既往歴などの医療情報等を踏まえ、顔色をみたり、触診したり、聴診器をあてたりしながら、適切な診断を行い、治療の方針を考えます。診断のために検査が必要となれば、検体採取には対面が必要になります。

当局の見解のように、ずっと診てきたかかりつけの患者さんの診療の場合には、これまで時間をかけて構築したかかりつけ医と患者さんとの信頼関係のもと、診断や治療の経過を熟知していますので、一時的に情報が限られる画面越しのオンライン診療を行ったとしても適切な診療は可能と思われます。しかし、全くの「初診」患者の場合には、限られた時間と画面越しの限られた情報の中での問診と視診だけの診断や処方となるため、より慎重でありたいというのが私たち現場の考えでした。

しかし、この感染症パンデミックの緊急事態において、この考えを貫くべきではないという思いもありました。なぜなら、外出自粛を余儀なくされる患者さん方が医療にアクセスできない状態になるおそれが考えられたからです。大切なのは、患者さんの生命と健康を守るために適切な診断と治療が提供されることであって、その目的を達成できる仕組みを構築すべきです。そのため、オンライン診療の限界に配慮しつつ、これを臨時的に可能とする仕組みづくりが必要であると考えていました。

現場で問われる日本医師会の考え

医療現場では、自分のところに新型コロナウイルス感染症の患者さんが来たときにどういった対応をとればいいのかということが一番の気がかりで、日医の考えを示す必要がありました。患者さんは自分が感染しているかどうかを判断するのは困難なので、大丈夫だと思って病院に行ったら実は感染していたということもあり得るわけです。そこが、新型コロナ感染症の大変難しく悩ましいところでした。

日医としては、それぞれに医療機関においてできる限りの感染対策をしてほしいというメッセージを常に訴え続けなければなりません。その中で、積極的に対応できるところとそうでないところがあるのは当然ですので、それを踏まえて、全体をみながら対策を立てていかなければならないという方向で会内一致しました。

二月二一日には、都道府県医師会「新型コロナウイルス感染症連絡協議会」の初会合を開催しました。その後も毎週金曜日に定期的に開催し、地域医療の現場で今何が起きているのかタイムリーな情報収集を行うとともに、どのような解決を図っていくかについて議論を重ねました。各地域で都道府県医師会が自治体と連携して対処すること、私たち日医で対応すべきことを明確にして、次から次に起きる問題解決に取り組むことを確認しました。

「帰国者・接触者外来」はどこだ

「帰国者・接触者外来」がどこの病院なのかといった情報は、国は公表していませんでした。医師や医療機関に対しても、どこにあるのか教えることはできないと、厚労省は強固な態度でした。厚労省の言い分としては、「帰国者・接触者外来」につなぐのはあくまでも「帰国者・接触者相談センター」であるから、相談センターが情報をもっていれば十分だというものです。医療機関は、地域における役割や機能がそれぞれ異なっていて、この病院はこの専門などと差があります。どの医療機関と連携していくのが患者さんにとっていいか見極めながら医療を提供するのが本来の医療のはずです。

医療機関同士が連携すれば、患者さんにとってより良い医療の提供になるという思いから、医療機関に対しては情報提供してほしいということを、事あるたびに担当理事から厚労省に訴えていました。新型インフルエンザのときには、医師会と医療機関で情報を公開した前例があるということもお伝えしたのですが、厚労省の抵抗は非常に強いものだったと聞いています。

「新型コロナウイルス対策の目的」——専門家会議による基本的な考え方

国の「新型コロナウイルス感染症対策専門家会議」には、日本医師会からも担当理事が参画していますが、二月二四日の第三回会合には私も一緒に出席しました。会議では、新型コロナ

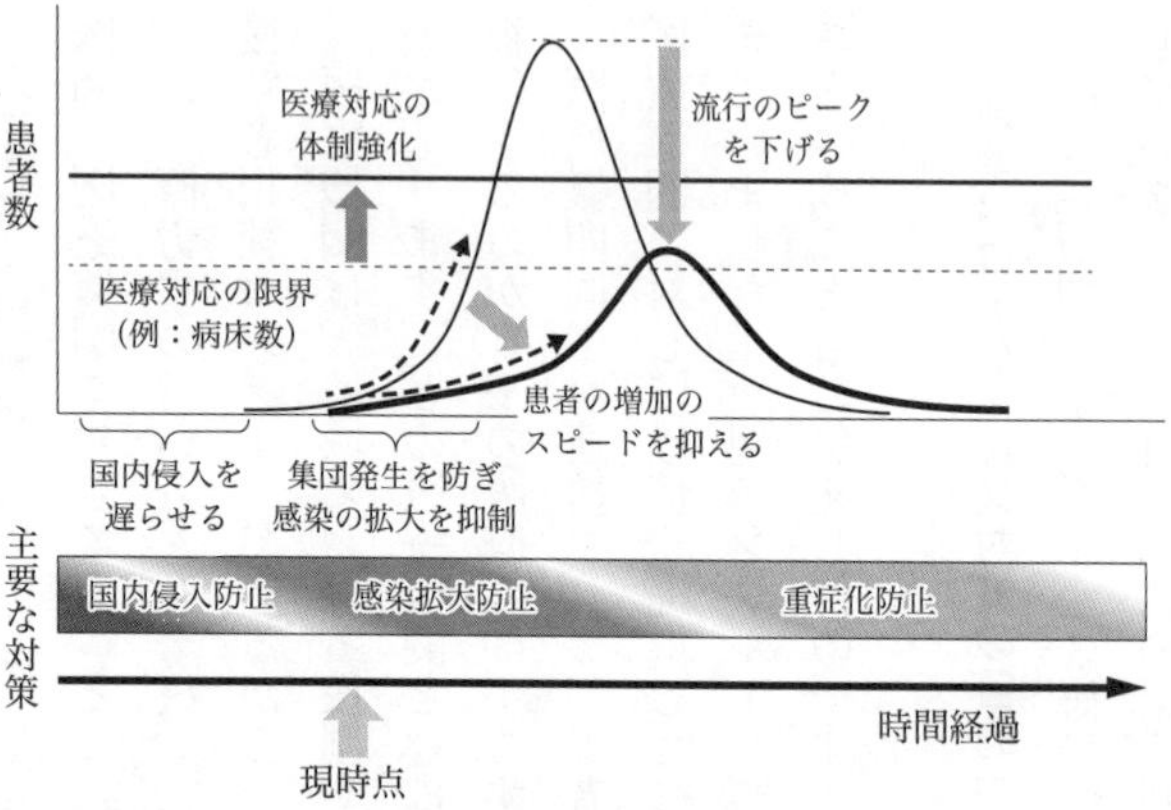

図１　新型コロナウイルス対策の目的（基本的な考え方）
出典：第３回「専門家会議」資料

ウイルス感染症の発症者数と発熱報告数の推移、およびクルーズ船における感染者の動向が示されました。後者については発熱などから発症日を推測できるのが一九八例で、感染者全体の六五％を占めるということでした。ここから漏れた方々、とくに、下船した後に感染が確認された方々については、追って最終的に集計がなされることになっているという話でした。

この会合で「新型コロナウイルス対策の目的（基本的な考え方）」が示されたのですが、それは、新型インフルエンザの際の枠組みとほぼ同じで、流行のピークを下げ、なるべく患者の増加のスピードを抑えることが大事であるという基本的考え方として示されました（**図1**）。

「医療提供体制の方向性」――政府の基本方針と医療現場の懸念

二月二五日、政府の基本方針で「医療提供体制の方向性」が示されました。「国内で患者数が大幅に増えたことを想定し」とあるように、まだ現状では地域によって増えていないところもあるが今後大幅に増えることを想定し、重症患者発生を抑制するという観点から、重症者対策を中心とした医療提供体制など、必要な体制の準備をしっかりしなければならないということ、「一般の医療機関で診療時間や動線を区分する等の感染対策を講じたうえで、新型コロナウイルスへの感染を疑う患者を受け入れる」ということが基本方針には謳われていました。これを受けて、すべての医療機関で新型コロナウイルス感染症患者を受け入れるという誤った報道もあり、現場から戸惑いの声が聞こえてくる可能性があるとも思われました。「一般の医療機関」とすると「すべての医療機関」と誤解されてしまいます。第2章で詳述します。

感染拡大防止のためのメッセージ発信

全国的に感染拡大防止に努めていかなければならない状況にありました。二月二六日の記者会見において、とくに感染の集団発生(クラスター)の連鎖拡大を何としても抑えるためには、今後一〜二週間の行動が極めて重要であることから、三月を「新型コロナウイルス感染拡大防止強化月間」と位置づけ、対策の強化を図る必要があるとお話ししました。具体的には、感染者が存在した場合、一度に多くの人に感染させるリスクを減らすために、①対面で人と人との距離が近い接触(互いに手を伸ばして届く距離)での会話などが一定時間以上続き、かつ多くの人々との間で交わされる環境になり得る集会やイベントなどの延期、②混雑時を避ける工夫として時差出勤やテレワークなどの実施、③学校は地域の流行状況に応じて学校医と相談のうえ、地域ぐるみの休校や春休みの一部前倒しの措置を検討、などです。

③の実施については、学校医は地域の状況を的確に把握したうえで対応していただきたいこと、また休校により学習に遅れをきたすことのないよう自宅での学習を進める環境整備や、企業などに対しては休校になることにより育児が必要な保護者への対応を柔軟にしていただくことも重要です。

また、感染防止の基本対策として、学校や職場、自宅到着時の手洗いの徹底を求めるとともに、ドアノブやエレベーターのボタンなどの清掃を行い素手で直接触れないようにする、外出中はなるべく顔を手で触らないようにするなどの注意のポイントをお示しし、発熱や咳、強いだるさ(倦怠感)など体調に「いつもと違う」異変を感じた場合は、まずは学校、職場などを休むことをご検討いただきたいことにも触れました。そして、最後に、日医として、国民に安心して暮らしていただけるよう、地域の医師会の協力のもと、感染拡大防止に向けた取組みを行っていく姿勢であることをお伝えました。

国へ要望書を手交

二月二七日、安倍総理と西村康稔内閣官房副長官との会談のため、総理官邸を訪ねました。当時、日本国内の複数の地域で、感染経路が明らかでない新型コロナウイルス感染症の患者が散発的に発生していましたので、日本の現状について国民と医療関係者が一体となって拡大防止に努めていかなければならない状況にあるとお伝えしました。前日の記者会見を踏まえて、感染の集団発生（クラスター）の連鎖拡大を抑えるため、三月を国において「新型コロナウイルス感染拡大防止強化月間」に位置づけることを提案いたしました。

さらに、以下の三つを含む五項目についてお願いしました。一つ目の地域の流行状況に応じた学校の臨時休校については前述しました。二つ目の医療現場の物資不足は一月の早い段階から問題になっていた話でしたが、依然として解決していませんでした。三つ目は、医師がＰＣＲ検査の必要ありと判断した方を「帰国者・接触者相談センター」につなぐと国の定義にあてはまらないから検査できないと断られる事態が相次いでおり、医師がＰＣＲ検査を必要と判断した場合にも確実に実施してほしいとお願いしました。

これらの要望に対して、安倍総理は一定の理解を示したうえで、ＰＣＲ検査に関しては、「医師が検査をすることが必要と考える人たちにはきちんと実施できるようにしていきたい」と述べました。また、これからはいかに感染の拡大を防ぎ、国民に安心して暮らしてもらうかが大事になるとの認識で一致しました。総理からも、「今のような状況の際に国民は、身近で安心できるかかりつけ医に診てもらいたいと考えると思う」として、日本医師会に対して感染拡大防止に向けた引き続きの協力の要請がありました。

学校一斉休校は何をもたらすか

その夜、私は夜八時から「プライムニュース」への出演を控えておりましたので、車でフジテレビに向かっていました。その移動中の車内で、総理が一斉臨時休校要請を決断したことを知ったのです。とても驚きました。前述したように、日医としては地域に応じた柔軟な対応を要望しており、全国一律に休校という総理の判断はそれとは異なるものだったからです。

一斉休校となりますと、医療者の立場からみても困ったことが起きます。学童期のお子さんのいる医療従事者の方々が、子どもを預けることができなくなり、休職を余儀なくされます。

これにより、医療機関はスタッフ不足となり、相対的に患者対応力も縮小することになります。

そこで、私は、翌二八日、一斉臨時休校に伴う医療従事者の確保について、萩生田光一文部科学大臣と加藤厚労大臣の両名にお願いに行ったのでした。

「ダイヤモンド・プリンセス」号にJMAT派遣

二月の関門は、クルーズ船「ダイヤモンド・プリンセス」号の検疫です。二月五日から乗員乗客約三七〇〇人の検疫が始まり、一四日間の隔離政策が講じられていました。船内には国籍や年齢層など多種多様な方々が乗り合わせておられて、閉鎖的な空間で彼らの生命と健康への影響が案じられました。

この頃、世界中で感染が広がりつつあったとはいえ、まだ大流行という状況ではありませんでした。しかし、このダイヤモンド・プリンセス号の船内だけは、群を抜いて、世界中どこの国にもみられないほど桁違いの感染者数が確認されたこともあり、世界中が日本の対応に注目していました。

二月一〇日午後二時頃、厚労省の医系技官から日医の担当理事のもとに一本の電話が入りました。クルーズ船内には八〇歳以上の高齢者が二一〇人いて、何らかの慢性疾患を抱えており、しかも日本人だけでなく多国籍の方々がおられました。今、DMAT（厚生労働省の災害派遣医療チーム）と日赤の急性期班が支援のため船内に入っており、彼らは救急医療の専門ではあるが高血圧や糖尿病などの慢性疾患は専門外ということで、一般診療に慣れている医療者の方に乗客のヘルスチェックなどの協力をお願いしたいという話でした。政府は、二週間の健康観察期間を経た二月一九日から乗客の下船を始めたい意向であったので、それまでの間に成し遂げなければならない重要なミッションでした。

日本医師会災害医療チーム（JMAT）は、もともと災害時に活動する医療チームです。そこで、日医として新型コロナウイルス感染症事態を「災害」と位置づけなければJMATは活動できません。担当理事から相談を受けた私は、新型コロナウイルス感染症事態を「災害」と見立てて、JMATの派遣を了承しました。

その日の午後六時三〇分には、理事二名が先遣JMATとしてクルーズ船に乗り込みました。船内では、自見英子《じみはなこ》参議院議員と橋本岳厚労副大臣が指揮にあたっていました。

その後、地元医師会や関係機関と協議を重ねつつ、日医会内の調整も行い、JMAT隊員がこの活動によって負傷した場合等に備えた傷害保険を創設しました。また、感染対策については、日本環境感染学会の方々にお願いして、JMAT隊員が船内に入る前に感染防護具（PP

E)の着脱方法のレクチャーを受ける体制が整いました。

二月一四日からJMATの派遣を開始しました。大急ぎでいろいろなことを手配したという感じで、神奈川県医師会をはじめとする方々が積極的に動いてくださったことは大変ありがたく思います。

翌一五日、私はJMAT隊員への激励のためクルーズ船を訪れました。JMAT隊員が船内に入る前、PPEの着脱などについて日本環境感染学会の方々からの説明がなされているところに到着し、感染危機と隣合せの船内の状況を目の当たりにして、乗員乗客の方々にとっても過酷なことだろうと再認識しました。

派遣開始から一日目ないし二日目、神奈川県医師会の方から担当理事のもとに連絡が入り、熱中症になる隊員が出ていて大変だという話でした。実際に支援にあたった経験があるとわかりますが、PPEを着ているだけでも、とにかく暑くてたまらないとのことでした。熱中症対策として、午前と午後に分けて、同じ人が連続してやらないように配慮していましたが、午前中の三時間の活動だけでも熱中症になってしまうといった状況でした。

そこで、援軍が必要だという話になり、茨城県、埼玉県、千葉県、東京都の各医師会に派遣を依頼することにしました。これが一六日のことです。イタリアやフランスでは、一日中PP

Eを着て医療対応にあたっているという話も聞いていたので、もっと過酷な状況であっただろうと想像しました。

一八日には、乗客のヘルスチェックがほぼ終わり、一九日と二〇日は残りのヘルスチェックと並行して、前の日に症状が悪かった方のフォローをしました。

JMAT活動は、一四日から二〇日までの七日間、一日あたりの診療人数は約一〇〇人から一〇〇〇人、合計すると二九〇〇人の感染対応にあたりました。期間中延べ二六〇人がJMAT隊員として派遣されました。

船内には、JMATの他に、急性期を得意とするDMATや日赤、精神ケアを担うDPAT（災害派遣精神医療チーム）も加わり、心身のケアを可能とするチーム体制が構築されていました。クルーズ船支援にあたったDMATや厚労省職員の中から新型コロナウイルスに感染した方が出ましたが、幸いにしてJMAT隊員からは一人も感染者が発生しませんでした。

神奈川県医師会による重症者と軽症者のトリアージと、自衛隊中央病院の一〇四人の症例データという重要な知見が発表されたことは、活動にあたってとても有意義だったと聞いています。自見参議院議員と橋本副大臣が当初から陣頭指揮をとっていたことも幸いしたということでした。

クルーズ船内におけるJMATの役割

厚労省は、ヘルスチェックで問題なく、PCR検査が陰性かつ同室者も陰性であることを、乗客の下船の目安としていました。

前述のとおり、JMATは、八〇歳以上の乗客二一〇人のヘルスチェックという下船に必要不可欠な役割を担うことになりました。なぜ八〇歳以上だったか。この頃、新型コロナウイルスに関する知見が徐々に積み上がってきて、高齢者は若年層に比べて感染しやすく、感染すると死に至る危険性が高いとわかっていたからと聞いています。例えば、中国CDCとWHO共同による四万例のコロナ確定者の症例について報告した有名な論文がありますが、この確定者の年齢分布をみると、一〇歳区分で、〇歳から一〇歳は四〇〇人、一〇歳から二〇歳は四〇〇〜五〇〇人という具合に、一〇〇〇人もいませんでした。そして死者のほとんどは高齢者です。高齢者はいろいろな慢性疾患を抱えていることが多く、そういう場合はどうも危ないということがわかっていました。

しかし、船内では、どの方がどのような慢性疾患をもっているのかわかりません。乗客の中には、持病の薬がなくなったという方や、外国籍で言葉が通じず、誰も診てくれないと心身疲労困憊の様子の方もいらしたと聞いていました。

乗客はずっと、自分の部屋で過ごすことを余儀なくされていて、外には一切出られないという状況でした。食事はクルーが各部屋の前に置き、部屋の中には入りません。各々自分の部屋で食事をしていました。船内では、ウイルスの汚染区域とそうでない区域は、きちんとゾーニング管理がされていました。

ＪＭＡＴは、医師と看護師二人一組のチームで乗客の部屋を訪問しました。そのうち一人は、部屋に入って対面で問診をして、もう一人は客室のドアの前で記録しました。熱があるとか血圧が高いとか、顔色がかなり悪いといった方については、翌日も往診するという対応をしていました。船内の診療記録はＪＳＰＥＥＤ（災害時診療概況報告システム）で一元化していました。

すべての乗員乗客の下船が完了したのは三月一日のことです。残念なことに、乗客のうち七人の方がコロナ感染により亡くなりました。しかし、船内の乗員乗客三七一一人のうち七人です。船内は、圧倒的に高齢者が多い状況で、当時はまだ感染拡大初期の情報不足のなかにもかかわらず、最善を尽くせたと感じています。

二〇二〇年三月——迷走するPCR検査

依然なくならない不適切事例

不適切事例とは、医師がPCR検査の必要ありと判断し、その旨を「帰国者・接触者相談センター」に働きかけたにもかかわらず検査に至らなかった事例のことです。日本医師会では、二月二六日から不適切事例件数を把握するために都道府県医師会を通して調査を始めていましたが、それとは別に直接、日医に報告が寄せられることもありました。それらを併せて整理し、記録に残し、厚労省とも共有して、事態の把握と改善に全力を尽くしました。

例えば、三月二日、埼玉県内の医療機関から日医事務局に、肺炎の患者がいるのだが保健所に電話をしたら検査を断られたという相談が寄せられました。地元の埼玉県医師会から埼玉県に問合せをしてもらったところ、すぐに保健所が方針を変えて検査することになったという話でした。患者が保健所に出向くのではなくて、保健所のチームが病院に出向いて検体採取をする対応だったそうです。最初に相談をくださった医療者の方からは、埼玉県医師会の対応が早かったことを感謝しているという話をいただきました。地元医師会は、地域医療の担い手として平時から地元行政とともに様々な対応にあたっています。日本医師会と地元医師会、地元医師会と地元行政のネットワークがうまく機能して、検査の必要な方がきちんと検査を受けることができた好例となりました。

同じ頃、自民党の二階俊博幹事長から私の携帯に電話がありました。ＫＦ94規格の防護マスクを一四万個用意できたので、医療機関に配布してほしいという申し出でした。マスク不足は一月から浮上していた悩ましい問題の一つです。すぐに、日本医師会から医療機関への配布体制をつくりました。

ＰＣＲ検査保険適用への誤解

三月初め、国はＰＣＲ検査を保険適用にする方針を示しました。これに伴い、保険適用になったらどこの医療機関でもＰＣＲ検査ができる、といった誤った報道が流布されるようになりました。

「保険適用」という言葉のイメージが誤解を招いたように思います。ＰＣＲ検査が保険適用になっても、どこの医療機関でも検査できるというわけではありませんでした。厚労省の担当課の説明では、保険診療になっても「帰国者・接触者相談センター」での相談を経て「帰国

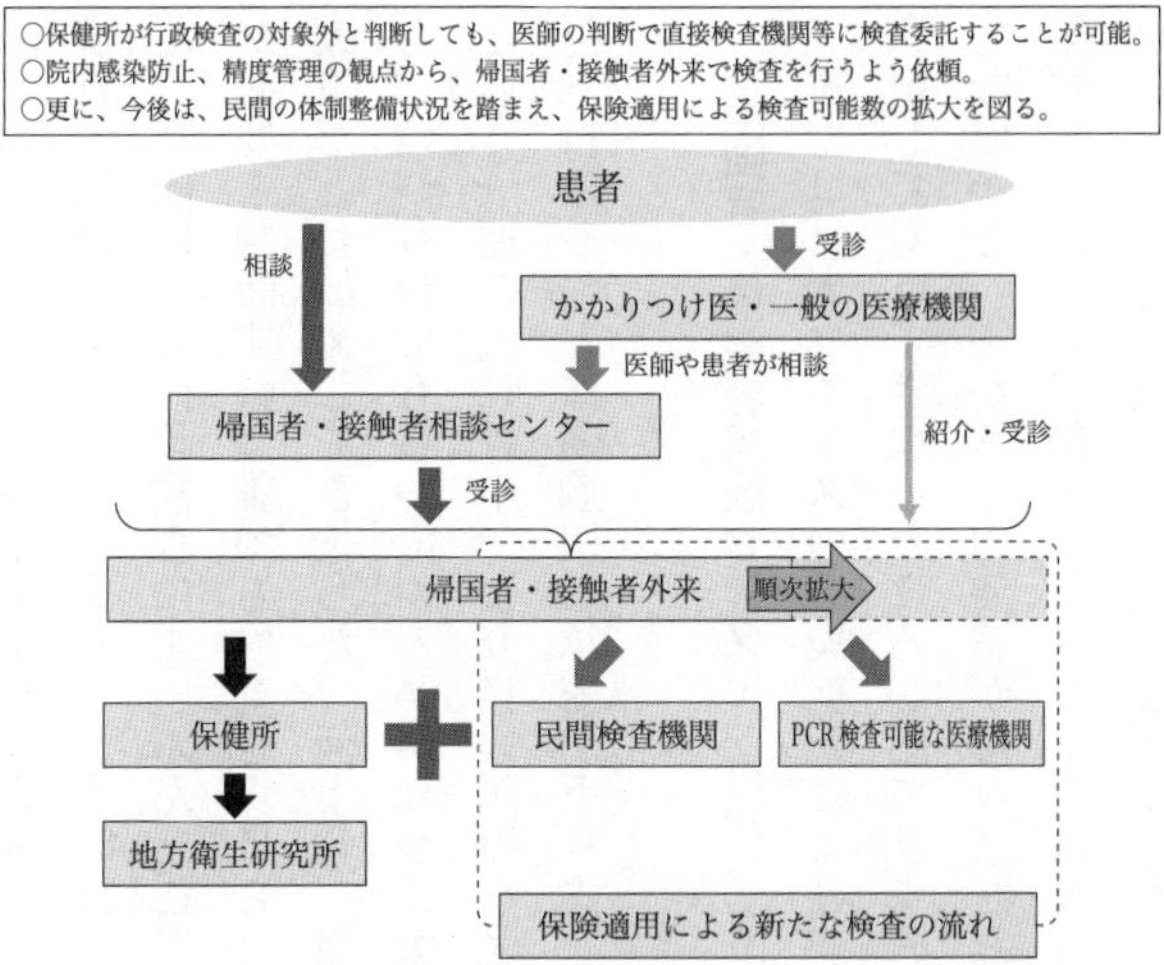
○保健所が行政検査の対象外と判断しても、医師の判断で直接検査機関等に検査委託することが可能。
○院内感染防止、精度管理の観点から、帰国者・接触者外来で検査を行うよう依頼。
○更に、今後は、民間の体制整備状況を踏まえ、保険適用による検査可能数の拡大を図る。
患者
相談
受診
かかりつけ医・一般の医療機関
医師や患者が相談
紹介・受診
帰国者・接触者相談センター
受診
帰国者・接触者外来
順次拡大
保健所
民間検査機関
PCR検査可能な医療機関
地方衛生研究所
保険適用による新たな検査の流れ

図2　新型コロナウイルスPCR検査の保険適用後の検査体制
出典：中医協(2020年3月25日)

者・接触者外来」で検体を採取する方針に変わりはないという話でした。

また、ＰＣＲ検査の大きな問題の一つは、検査の際に医療者が感染する危険を伴うことです。そのため、感染防護具が必要不可欠なのですが、これが一向に充足しません。

私は、「ＰＣＲ検査がどこでもできるような報道があるが、実際に検査をする場合には周りに感染を広げる可能性があること」「感染防護具が不足していること」「採取した検体を検査できる機関まで輸送するのが大変であること」を問題視して、検査体制の確立に向けて厚労省に働きかけていくための準備をしてほしいと、担当理事にお願いしました。

三月六日、いよいよPCR検査が保険適用されることになりました。その後、徐々にPCR検査体制は充実していきました。当時は「行政検査」と呼ばれる保健所での検査体制だけでした。官僚はこの行政検査にずいぶんとこだわっていましたが、私は早く保険適用にして、医師が必要と判断すれば誰でも検査を受けられるようにして早期発見・早期治療につなげることが大事だとお伝えしてきました。何より、患者さんにとって、保健所に検査だけ受けに行くよりも、いつも診てもらっているかかりつけ医を受診して検査を受けたほうが、診断、治療、療養という一連の流れの中でより良い医療を受けることができるはずです。そう主張し続けて、三月六日にやっと保険適用の承認が下りました（図2）。遅かったですね。

「帰国者・接触者相談センター」のパンク

新型コロナウイルスの感染拡大により、全国の「帰国者・接触者相談センター」の業務量が激増して対応できないところが出てきているとのことで、医療機関でも電話相談を受けてもらえないかと、国から協力要請がありました。相談センターは主に保健所が担っているのですが、保健所が他にも業務をこなさなくてはならないなかで、保健所業務の軽減をいかに図っていくかということが議論の発端のようでした。

相談センターの主な業務は、ＰＣＲ検査の必要性を見極めて、必要と判断した場合には「帰国者・接触者外来」につなぐことです。しかし実際のところ、それ以外にも新型コロナウイルス感染症をめぐる行政の各種対応に対する不安や不満も含めてあらゆる相談が多数寄せられていました。このような医学的な相談ではなく行政に主導権のある政策の相談は、行政でなければ対応できないことのほうがはるかに多く、医師が対応するには限界があります。また、厚労省からは、相談センター業務を担う医師は二四時間対応が求められるという話があり、そのことも考えると、個々の医療機関が電話相談に対応するのは、現実的には難しいのではないかと思われました。医療機関にも、地域医療の担い手として果たすべき日常診療があります。また、医療を必要とする患者さんはコロナに感染した方々だけではなく、それ以外の方々への医療提供体制も維持する必要があります。私たちは、医師として医師会としてできることは協力するという基本的な姿勢のもと、これらのあらゆる事情を踏まえ、相談センター業務の補助という国からの協力要請に対して、医師として医師会として何ができるかを議論しました。

例えば、医療機関が対応するのではなく、相談センターに医師や看護師などのスタッフが出務するのではどうかという意見が上がりました。相談センターに優先的に感染防護具(ＰＰＥ)などを配備して行政と一緒に対応するほうがうまくいくだろうという見立てでした。休日夜間

2020年3月

対応については、初期救急医療を担う休日夜間急患センターを活用してもらうなどがあるのではないか。夜間・休日診療所などを拠点として、そこに医師が出務して、電話相談業務も診療業務も含めて実施することが可能ではないか。こういった意見もありました。

ただ、地域によって感染拡大状況にも差があり、もともとの医療資源の差、休日夜間急患センターで対応する地域もあれば輪番制をとる地域もあるなど医療提供体制の相違があり、さらには行政や医師会の対応力もそれぞれに異なることを考えると、中央で一律の方針を決めがたいものがあります。そこで、地域の実情に応じてそれぞれの地域医師会で電話相談を受けられる仕組みをつくるのが最も現実的だと思われました。そして、一つの医師会で対応が難しい場合には、複数の医師会が共同して担うなど、それぞれの地域において最適な仕組みづくりが円滑に行えるよう、日医はそれをバックアップしていく。

そのために、まずは、日医においてこれまで保健所が担ってきた「相談センター」の現状を踏まえ、今後地域で構築する「相談センター」の役割や業務内容等を整理して、それを地域医師会にお伝えしなければなりません。

相談センターの主な業務は、検査の必要な方を選別して「帰国者・接触者外来」につなげることです。しかし、現実問題として、相談センターから「帰国者・接触者外来」に紹介されたケースは極めて少ないものでした。ほとんどの場合、相談センターは「検査の必要なし」と判断して、「帰国者・接触者外来」につながずに、一般医療機関に診てもらうようにと患者さんに伝えているような状況でした。そのことで、医療現場が非常に困っていることは、私の中に問題意識としてずっとありました。

相談センターで電話相談に応じているのは、医師ではありません。マニュアル通りに事務的に対応されている実態があったことも、柔軟な運用ができなかった原因ではないかと考えられました。医師会が相談センター事業に協力することで医療関係者が対応することになりますので、より柔軟な対応が期待でき、医学的に検査を必要とする方が検査を受けられないといった不適切事例の解消にもつながるような気がしました。

事務的には、医師会が相談センター事業に協力するとなると、行政と委託契約を結ぶという話でしたので、そうであれば、より一層、個々の医療機関が担うのではなく、相談センターに医師などが出務する方式や、医師会で引き受けるのが望ましいということになります。

議論が尽き、方向性が見えてきました。

「帰国者・接触者外来」のパンク

業務超過に陥っていたのは、相談センターだけではありません。「帰国者・接触者外来」も手いっぱいの状況でした。ですから、たとえ医師会が相談センター事業に協力して検査が必要だと判断する人数が増え、検査にアクセスできる入口が広がったとしても、「帰国者・接触者外来」側が受入れ困難という事態も大いに考えられました。つまり、医師会が相談センター業務に協力して体制強化を図ると同時に、「帰国者・接触者外来」のキャパシティをも増やさないと、検査体制は機能しないことになります。

そこで、次なる問題は、「帰国者・接触者外来」の拡充です。これについては、検体採取それ自体に院内感染のリスクがあり、さらに検体採取した後、検査結果が出るまで被検者が滞在する場所も必要になります。このようなことへの理解のある医療機関でなければならないので、手挙げしていただくより他はなく、都道府県医師会を通して手の挙がった医療機関を早く選んでいかねば、検査需要に追いつかなくなります。

院内感染と濃厚接触者の判断

医療機関では、感染しないように標準予防策（サージカルマスクの装着と手指衛生の徹底）を講じたうえで、患者さんの診療にあたっていました。しかし、来院患者が後になってコロナに感染しているとわかり、その患者を診療した医師も感染したという事例がありました。また、コロナ患者の診療にあたった看護師が、目から感染したという事例も浮上しました。

一方で、医療従事者自身は感染していなくても、感染患者が受診した医療機関では次々と自主的に休診する現象が起きていました。医療機関に対して「感染者が出た病院」という地域住民の厳しい目もあったのか、いずれにせよ多くの医療機関が安全を期して自主休診という対応をとったものと思われました。しかし、そのことによって、受診できる医療機関が限られることになり、地域医療にしわ寄せをきたすという問題を誘発することになりました。

受診患者の感染が発覚した場合、自主休診するようにというのは厚労省の見解でも、日本医師会の見解でもありません。国からもそのような通知などが出ているわけではないのですが、方針が明確に示されていないために、休診せざるを得ない社会的風潮がありました。

標準予防策を講じたうえで診療した後に、来院患者の感染が確認された場合の診療継続をどうしたものか、難しい問題でした。診療所が次々に休診することになると、地域医療は崩壊してしまいますので、国において休診を強いるようなルールがつくられることのないようにしなければなりません。

厚労省は、当初、標準予防策を講じた体制のもとで、新型コロナウイルス感染症の患者さんの診療を担当した医師が新型コロナウイルスへの暴露のリスクが低いと判断したときは、就業制限を行うことなく、保健所などから命令や指導をされることはないというように、私たちの考えに理解を示してくれていました。三月六日頃のことです。

しかし、週明け三月九日、三日と経たないうちに、厚労省はやはりこの方針は呑めないと言ってきました。というのも、行政としての判断は、あくまでも保健所長にあるからという話でした。すなわち、厚労省は通知の中で、標準予防策としてはサージカルマスクの装着と手指衛生の徹底でよいということを書いたうえで、濃厚接触者にあたるかどうかは保健所長が判断するという方針を加えたいという考えでした。

自治体によって濃厚接触者の考え方が異なるということは、同様の事実に対して、ある地域では濃厚接触者にあたり、他の地域ではあたらないという判断の相違が生じることを意味します。当時は、感染防護具が不足していたため、要求される標準予防策をすべて揃えて徹底することの難しい状況もありました。そこで、手指の消毒とサージカルマスク相当がなされてさえいれば濃厚接触者にあたらないという地域もあれば、マスクと手袋、ゴーグルもしくはフェイスシールド代替措置としてクリアファイルを使って顔面を覆っていたのであれば濃厚接触者にはならないとする地域もあるという状況でした。実際、そのような判断でなければ地域医療に支障をきたしてしまいます。

一方で、厳しい基準を要求する保健所長もいるのではないかと考えられました。ひとえに保健所長と言っても、医療現場の現実に理解を示す方もいれば、そうでない方もいらっしゃいます。厳しい基準を求めれば求めるほど、地域医療の崩壊を防ぐために、地元医師会が保健所長を説得しなければならないという話になります。この緊急時のさなかに個別に調整するそんな余裕はありませんし、殊この件に関して地域によって判断基準を変える必要性も感じられませんでした。

院内感染を防ぐための診療制限

患者さんは何らかの症状を呈して来院されますが、その原因はインフルエンザの場合もあれば新型コロナの場合もあり、いずれでもない場合もあります。検査してみないとわかりません。インフルエンザを疑う場合、鼻腔や咽頭から検体を採取して迅速検査を行うのが一般的ですが、検体採取過程で医療従事者が感染するリスクがあります。その患者さんがインフルではなく、実は新型コロナに感染していたとすると、インフルの検査を通じて新型コロナに感染することが起こり得ます。そこで、厚労省は、医療従事者が新型コロナに感染して院内感染に発展することを懸念して、インフルエンザの診断にあたっては迅速検査を行わずに、臨床診断と臨床判断のみで、必要な治療薬を出してほしいという考えでした。同様の理由で、小児科や耳鼻科でよく使われているネブライザー（吸入器）も感染リスクが高い行為なので、これらを使用する場合にはN95マスク、ゴーグル、フェイスシールド、ガウン、手袋といった、標準予防策よりも厳しい基準が課されていました。

しかし、現実問題として、当時はこのような感染防護具が不足しており、医療機関が満足に入手できる状況ではありませんでした。厚労省の担当者いわく、そのような状況だからこそ、医療従事者の感染を防ぐためには、検体採取を伴うインフルエンザの迅速検査など感染リスクの高い行為を行わないでほしいという話でした。しかし、患者さんにとってはどうでしょう。感染リスクの高い行為をするには厳重な感染防護基準を満たす必要がある一方で、感染防護具の圧倒的な不足から、その基準を満たせる医療機関は非常に限られてくるので、多くの医療機関で診療制限を余儀なくされることになります。

他方で、ネブライザーについては、エアロゾル（空気中に小粒子や飛沫が浮遊している状態）が発生する可能性があるので、これを使用する際には一般的な標準予防策よりも厳しい感染防護が必要であるというのが国の見解ですが、日本小児科学会ではネブライザーはいつも通り使っていいとし、国と学会間の異なる見解に現場で戸惑いが広がる可能性もありました。一方、日本環境感染学会では、エアロゾルがかなり出ることを想定した対応が必要だという見解を示していました。どちらが良いかというのは難しく、最終的には医師の判断ということになるかもしれないと思われました。いずれにせよ、複数のモノサシがあると現場は困惑する要因になるということは違いありません。

オンライン診療の適用拡大

「先生、薬だけもらえませんか」――医師をしていると一度は、患者さんからそんなお願いをされた経験があると思います。前述したように、医師法第二〇条により無診察治療などは禁止されており、対面診療が原則です。医療現場では、患者さんから症状や既往歴などをお聞きしながら、視診、触診、聴診、必要な検査等を踏まえて、診断をします。患者さんにとってどのような治療や療養が最適か、医師としての医学的な判断はもちろんですが、各々の患者さんの意思や置かれた状況をも踏まえて、患者さんと一緒に考えていきます。

オンライン診療では、患者さんの話を聞くことはできます。近年の通信状況の安定化や高画質な画面のおかげで視診も可能とは思いますが、触診、聴診、検査のための検体採取などについては物理的に困難なので、おのずと適切な診断や治療を判断するための情報が限られます。そのため、オンライン診療はあくまでも直接の対面診療を補完するものとして位置づけられています。例えば、医師や医療機関が少ないへき地医療や来院が困難な在宅医療などの一定の場合に、例外的に認められています。

　また、オンライン診療をめぐっては、似たような用語が飛び交うのも議論をややこしくする要因であるように思います。「遠隔医療」とは、電話等情報通信機器を活用した健康増進や医療に関する行為です。「オンライン診療」とは、「遠隔医療」のうち、医師—患者間において、電話等情報通信機器を通して、患者さんの診察および診断、そして診断結果の伝達や処方などの診療行為をリアルタイムにより行う行為です。一方、「オンライン受診勧奨」とは、「遠隔医療」のうち、医師—患者間において、電話等情報通信機器を通して患者さんの診察を行い、医療機関への受診勧奨をリアルタイムにより行う行為です。

　つまり、「オンライン診療」と「オンライン受診勧奨」では、いずれも患者さんの診察を行う点で共通しますが、さらに診断結果の伝達や処方などの診療行為ができるかどうかという点で異なります。例えば、具体的な疾患名を挙げて、これに罹患している旨や医学的判断に基づく疾患の治療方針を伝達すること、一般用医薬品の具体的な使用を指示すること、処方などを行うことなどは「オンライン診療」にあたり、「オンライン受診勧奨」では行うことができません。「オンライン受診勧奨」では、患者さんからの症状の訴えや、問診などの心身の状態の情報収集に基づき、疑われる疾患等を判断して、疾患名を列挙し受診すべき適切な診療科を選択するなど、患者さん個人の心身の状態に応じた必要最低限の医学的判断を行うにとどまります。一般用医薬品を用いた自宅療養を含む経過観察や非受診の勧奨は可能です。

なお、社会通念上明らかに医療機関を受診するほどではない症状の方に対して経過観察や非受診の指示を行うような場合や、患者の個別的な状態に応じた医学的な判断を伴わない一般的な受診勧奨については「遠隔健康医療相談」として実施することができます。

加藤厚労大臣は、コロナ対策として、「オンライン診療」をもう少し拡大して対応すべきだという考えでした。さらに、いずれは初診についてもオンライン診療を認めたい考えのようでした。しかし、オンライン診療には、前述したような医学的な見地から問題があるので、私たちは適用の拡大には慎重な構えでした。

一方で、これまでにもオンライン診療は臨時的に取り入れられてきました。例えば、定期的な受診が必要な慢性疾患などの患者さんに対して、電話等情報通信機器（以下、「電話等」）を通じて診療し、医薬品の処方を行い、処方箋情報を送信する、いわゆる電話等再診はコロナ流行以前から行われています。ただし、前回と同じ処方をする場合です。電話等情報通信機器という表現は、電話のみという印象を与えますが、インターネットを通じたオンラインも含みます。

今回の新型コロナウイルス感染症流行下では、コロナに関連する「相談」に遠隔医療を活用することが提起されてきました。国は、コロナに関する国民の不安軽減のために、「帰国者・接触者相談センター」を設置し、国民からの相談に対応する仕組みをつくっていましたが、前述したように、その相談センターがパンク状態にあるという状況でした。ひとえに相談といっても様々で、必ずしも医学的なこととは限らないので、相談センターが対応しているすべての相談を、医療機関が遠隔医療で担うのは負担が大きいと思われました。

何らかの疾患を抱え、あるいは症状を呈している患者に対して診断を行い、適切な治療や療養につなげるための相談であれば、医師・医療機関が対応できることであり、対応すべきこととも言えます。ただ、遠隔医療はあくまで手段の一つであって、それが有効に機能するかどうかはケースバイケースと思われました。そこで、遠隔医療ありきではなく、きちんと原点に立ち返り、コロナ禍において「国民の生命と健康を守るために」何が有効で実現可能なのかを見極めたうえで、関係機関がどのように役割分担をすべきかを決めることが大事ではないかと思われました。

のちに医師会は、「帰国者・接触者相談センター」の業務のうち、医学的判断が必要な発熱や呼吸器症状を有する方への電話によるトリアージを担うことになりました。

空床情報のネットワーク化

前述したように、日医では、医療現場の問題とその解決のために、二月二一日以降、毎週金曜日に全国の都道府県医師会との連絡協議会を開催していました。医療現場からは「マスクなどの資材の不足の問題」「医療機関が休業せざるを得ない場合の補償の問題」などの提起や、「集中治療室の空床情報のネットワーク化」を図ってほしいという要望などがありました。

集中治療室の空床情報のネットワーク化については、まずは、各都道府県内の集中治療室（ICU）や体外式膜型人工肺（ECMO）に関する情報を入手する必要がありますが、これは各都道府県が把握しているのではないかという話が上がりました。あとは、都道府県域をまたいだ搬送が必要な場合の広域対応をも視野に入れた全国的な情報ネットワークの構築です。

なかには、ECMOそのものがない自治体もあるのではないかという話もありました。例えば、秋田県にはECMOのある医療機関は一か所しかなく、このような場合、医療圏をまたい

2020年3月

だ連携による搬送体制が急務です。

どのくらい重症者がいて、人工呼吸器や人工心肺がどのくらい必要かということをきちんと把握して情報共有すべきという声が大きくなってきました。自治体によっては独自にこれらの情報を把握しているところもあるようでしたが、医療機関と情報共有する形にはなっていませんでした。

これから拠点となる病院から患者さんが溢れてしまったときにどうするかといったことについて、都道府県で対応を考えておかなければならないという危機感も高まっていました。

のちに、厚労省は内閣官房IT室と連携して、全国の医療機関(二〇病床以上を有する約八〇〇〇か所)について、病院の稼働状況、病床や医療スタッフの状況、人工呼吸器などの医療機器、マスクや防護具などの医療資材の確保状況などを一元的に把握する「新型コロナウイルス感染症医療機関等情報支援システム(G-MIS)」を構築しました。これにより、医療機関は保健所への報告を電話によることなく、パソコンで済ませることができ、医療資材等の支援を迅速に受けることができるようになりました。また、医療機関が直接入力するため、保健所が医療機関に電話で照会して都道府県を通じて国に報告するという手間がなくなるだけでなく、入力されたデータは即時に集計され、自治体や国で共有され、迅速な入院調整、医療機器や医療資材の配布調整などが可能になりました。

ＷＨＯの三つのシナリオ

世界保健機関（ＷＨＯ）は三つのシナリオ「①感染者が他地域からの感染者に限定されている地域（Cases）」「②クラスターを形成している地域（Cluster）」「③地域内に広範に感染者が発生している地域（Community Transmission）」を示しました。日本でもこれに対応して三つの地域に分類することについて、政府の専門家会議としてもこの方針は妥当としていました。

一方で、流行状況（今の地点はどこなのか）を見極める指標を、国としっかり協議して示していかなければなりません。例えば、何をもって、①から②に移った、②から③に移ったといったことを判断するのか、これは簡単なことではありません。北海道は二月末に独自に緊急事態宣言を発出しましたが、その効果がどうなったのかといった評価が明らかになれば、一つの参考指標になると思われました。しかし、明確な指標は今後の課題とされました。

「帰国者・接触者相談センター」と「帰国者・接触者外来」の強化

前述したように、「帰国者・接触者相談センター」の業務軽減のため、医師会に対してその業務の一部を分担してほしいという国からの依頼がありましたが、これに応えるための具体的な方針が決まってきました。厚労省はすでに三月一一日に、相談センターの業務の全部または一部について、地域の医師会や医療機関など本業務を実施するにあたって十分な知見や業務への理解を有する者へ外部委託することも可能とする旨の事務連絡を発出していました。求められる役割は、「帰国者・接触者センター」が行っている業務のうち、医学的判断が必要な発熱や呼吸器症状を有する者への電話による受診トリアージの支援です。具体的には、ＰＣＲ検査が必要な方を、「帰国者・接触者外来」や今後増設するＰＣＲ検体採取可能医療機関に誘導することです。

帰国者・接触者相談センターは主に保健所に設置されていましたが、委託を受ける場合、休日夜間診療所や検診センターなど保健所以外の場所で実施することも可能とされました。また、医療機関の情報共有については、都道府県に設置される会議体（医師会も参画）に情報が共有されることになります。

一方で、「帰国者・接触者相談センター」の充実化とともに、「帰国者・接触者外来」の拡充も同時に必要となります。「帰国者・接触者外来」で実施している検体採取については、感染の危険を伴う行為なので、きちんとした感染防護具を優先して提供してもらうことができれば、検体採取を行う可能性もあると思われました。

正しい医学的知見を伝えるために

三月一〇日、日医の新型コロナウイルス感染症対策本部の会議中、医師でもある愛知県の今枝宗一郎衆議院議員から電話をいただき、医師会と医学会で新型コロナウイルス感染症に対する医学的見解をしっかりと述べるような組織をつくってほしいとのお話をいただきました。あまりにもデタラメな情報が多いことを問題視されていました。日本医師会は、医師の専門家集団であるとともに、日本医学会をもつ学術団体でもあります。日本医師会の「医の倫理」基準に照らして、国民の不安を煽るような発言はしないように慎重であるべきです。

また、当時ほとんどの芸術・文化のイベントが中止されていて、これを続けると日本経済へのダメージが大きくなるので、どの程度の注意をすれば大丈夫かというようなことも医学的に整理できないだろうかというお話もありました。

医療従事者の濃厚接触者判断のその後

新型コロナウイルス感染症が疑われる方の診療に関する留意点について、厚労省と協議を重ね、地域の各医療機関の外来に共通する感染症予防策については、すべての患者の診療において「サージカルマスクの着用」と「手指衛生の励行を徹底すること」の二つが標準予防策であるということを厚労省通知において明記していただきました。すなわち「エアロゾルが発生する可能性のある手技を実施しないときは、標準予防策の徹底で差し支えない」とし、濃厚接触者には該当しないということになります。

新型コロナウイルス感染症疑い患者からの検体採取に対しては、「同患者の鼻腔や咽頭から検体を採取する際には、サージカルマスク等、眼の防護具(ゴーグルまたはフェイスシールド)、ガウンおよび手袋を装着すること」になりました。これによって、それ以外の検体を採取する場合にも同様の扱いとなります。

「原則として、診察した患者が新型コロナウイルス感染症患者であることが後に判明した場合であっても、前述に基づいた感染予防策を適切に講じていれば、濃厚接触者には該当しないこと」となりました。それと合わせる形で、「新型コロナウイルス感染症患者の診療に従事した者は、濃厚接触者に該当するか否かにかかわらず、毎日検温を実施し、自身の健康管理を強化すること」とし、それ以外の保健所長の判断ということに関しては全部削除することでようやく決着しました。

WHOのパンデミック宣言

三月一一日、WHOは新型コロナウイルス感染症のパンデミック宣言をしました。この日の一六時時点で世界の感染患者数は一一万八三八一人、死亡例は四二九二人でした。このうち中国の感染者数が八万九五五人（六八・四％）、死亡例三一六二人（七三・七％）でした。中国以外では、感染地域が一一三か国・地域に広がり、感染者数は三万七四二六人、死亡例一一三〇人でした。

防護具不足のその後

三月一三日、厚労省の加藤大臣を訪れました。政府が「新型コロナウイルス感染症に関する緊急対応策（第二弾）」に基づき、医療機関向けマスク一五〇〇万枚を一括購入し、必要な医療機関に優先配布するなど、さらなる増産に向けて取り組んでいることに感謝の意をお伝えしました。ただ、医療現場では、依然としてサージカルやN95などの医療用マスク、フェイスシールド、ガウン等の防護具の不足が深刻な状況にあるという現状をお伝えし、患者さんを診るにあたって、これらは感染防止に不可欠なものなので、早急な配備をお願いしました。加藤大臣からは、「医療が崩壊してしまっては大変なことになる」として、引き続き、マスク、防護具の確保に向け努力していくという心強い言葉がありました。

三月一七日には、日医からの一二万枚、省庁ストック分の二五〇万枚の配送がおおよそ完了しました。緊急対応策の第二弾にあった一五〇〇万枚のマスクの取扱いについての質疑応答集を作成しましたが、基本的には都道府県医師会と県行政で協議・連携していただき、実情に合った配送方法をお願いしました。

インフル特措法改正、緊急事態宣言発令準備整う

三月一三日、新型インフルエンザ対策特別措置法改正法案が可決・成立し、新型コロナウイルス感染症が特措法の適用対象となりました。これにより、政府は緊急事態宣言を発令できる準備が整ったということになります。病院その他の医療機関等である指定公共機関(日本医師会は、他の職能団体や病院団体とともに、法施行当時から指定公共機関に指定されています)は、各業務計画に基づき必要な措置を講じなければなりません。また、知事は、当該区域内で医療提供に支障が生じると認める場合には、臨時の医療施設を開設し医療を提供しなくてはならないとされています。これに伴い、通常は医療施設を開設する場合には建築基準法等々の法律をクリアするのに時間がかかりますが、そういったことがなくても開設できるような特別な手続きで進

められることになります。

医療従事者などが感染した場合に対する損失補償・損害補償については、特措法第三一条の要請、指示に基づいて医療を行う医療関係者に対して、国および都道府県が実費を弁償する、ないし医療関係者が死亡、負傷等となった場合には、都道府県が損害を補償するとなっています。また、病院等の強制使用についても損失補償されるとなっています。

改正法案が成立したことを受け、今度は、政府はいつ緊急事態宣言を出すのか、ということに国民の関心はシフトしていきました。

というのも、同日、米国では国家非常事態宣言を発令し、デンマークでは国境閉鎖、翌一四日にはスペインが警戒事態宣言を発令して、必需品の購入以外すべての不要不急の移動の制限を始めました。一六日にはスイス、一七日にはカナダが非常事態宣言を発令するという具合に、諸外国では何らかの緊急事態宣言や私権制限が相次いで実施されていました。

三月一五日には、世界の感染拡大の構図にも変化がみられるようになりました。これまでは中国が感染者数の最多を占めていたところ、中国以外の国・地域における感染者数が中国を凌ぐようになったのです。とくに、欧州は深刻で、WHOは「欧州がパンデミックの中心となった」と話しました。世界各国で、入国規制を強化する動きも始まりました。とくに、欧州では医療崩壊が深刻な問題となっていました。

私は、欧州で起きているような医療崩壊に陥らないよう、早く緊急事態宣言を出すべきだと、政府に何度も進言しました。

三月一七日、国内における感染者数は八二一人、クルーズ船の乗員乗客が一二人、武漢からのチャーター機での帰国者が一四人、そして亡くなった方は二八人となりました。感染拡大を防ぐための様々な対策が講じられていましたが、切迫した状況であることに変わりはありませんでした。例えばこの日、愛知県で医療提供が難しくなってきていると報告され、また兵庫県、大阪府、東京都では感染源が不明なケースが増えてきており、アウトブレイクする可能性があるのではないかという懸念がありました。

医療現場の懸念――医療従事者の感染

すでに各地で医療従事者、とくに医師の感染事例が報告されていましたので、自院で医療従事者が感染した場合、どのように診療継続していったらよいのかという心配の声が医療現場から多数寄せられていました。これについては、先述のとおり、厚労省との度重なる折衝のなか紆余曲折ありながらも、次のような方針にまとまり、三月一一日にその旨の文書を発出しました。すなわち、標準的予防策（サージカルマスクと手指衛生の励行）が十分に行われていれば、後になって新型コロナウイルスの感染患者と発覚しても、医療従事者は濃厚接触者にあたらないという方針です。しかし、医療現場に十分に周知が行き届いていないことが懸念されましたので、改めて日本医師会から通知することにいたしました。

一方、医療従事者の感染が発覚した場合、それぞれの医療機関がどのような事後の処置を講じたらいいかについては、いまだ明確な基準がありませんでした。

これに関連して、三月一九日、自民党政務調査会「新型コロナウイルス関連肺炎対策本部」関係団体ヒアリングに担当理事とともに出席し、日医の考えおよび要望について説明申し上げました。新型コロナウイルス感染症に罹患した患者の受診や医療従事者の罹患、そして来院する他の患者の不安を払拭するため、自主休業を余儀なくされる医療機関が出ていることについては、「自主休業に対する休業補償をしっかりとしておかなければ、地域医療が崩壊する一因になり得ます。また、風評被害などで困っている医療機関も出ていますが、それらの医療機関に対しても経済的なバックアップを」とお願いしました。

さらに、将来を見据えて、①いわゆる「日本版ＣＤＣ」（第2章参照）を創設するとともに、司令塔（マネージメント部隊）と実働部隊を分けた体制づくりと危機管理医学の人材育成を行うこと、

②動線の分離や陰圧室等の設備の充実など、危機管理対策として緊急時の医療提供体制を維持するための基金を設置すること、についても問題提起しました。

医療機関情報の把握

都道府県では、それぞれの地域の病院にどういう病床があり、どのように稼働されているかという状況を各々把握していましたが、その日その日の細かい変化の聞き取りまでは十分でないようでした。医療機関が県に届け出るとすると、非常に手間がかかるので、神奈川県ではそれを簡便化する工夫がなされていました。

神奈川県では、三月二日に県対策本部を立ち上げて、翌三日から、県下の全病院三五〇施設に対して、窓口調査、日次調査、週次調査、単発調査の四種類を実施していました。聞き取り調査のために職員を一人常駐しているという話でした。そして、集めた情報をいかに関係者が共有するか、行政ももちろんですが病院関係者なども同時に情報にアクセスできる仕組みになっていて、そのあたりが神奈川県の取組みの特徴です。

一方、医療機関の情報を国が一元管理したいということで、EMIS（広域災害救急医療情報システム）という災害時に対応するためにつくったシステムを参考にする構想がありました。

都道府県でも同様の調査を行っているところもありますので、医療機関にとって二重の負担にならないかということと、報告の項目が細かいことから、医療機関の負担が増えるのではないかという懸念がありました。国は、「帰国者・接触者相談センター」の人員を増やして、この調査業務にあたらせるという考えのようでした。しかし、なかなか答えてもらえないだろうというのが私たちの感覚でした。

入院医療体制

感染症指定医療機関、あるいはそれに準ずる病院の入院可能病床が満床に近づいてきていて、経過観察に入ったような方をいかに自宅に戻すかが大きな課題となっていました。大阪府では積極的に自宅や宿泊施設において健康観察するような体制をとったとのことでした。国全体としてもそのような対策を打ち出すべきではないかと、橋本厚労副大臣と自見政務官に申し上げたところ、国としては感染のフェーズが変わったと判断を下すのは他のファクターもあり、やりにくいという感触だったと聞いています。大阪府のように県において独自に判断することもやむを得ないと思われました。

医療提供体制をどうするか

三月二四日の時点で、日本では一月から二月半ばまでに中国から日本に帰国した方の感染については、努力の結果収束に向かいつつありました。一方、海外では感染が拡大しており、とくにヨーロッパへの渡航者が日本に帰国した後に感染を拡大させる懸念が高まっていました。この頃、感染源がわからない事例が大都市を中心に増えており、爆発的流行も懸念されていました。政府の対策本部(一月三〇日に設置された「新型コロナウイルス感染症対策本部」が特措法に基づき「政府対策本部」として指定された)が二五日にも立ち上がるということでしたが、もう少し延びるような話も聞こえてきていました(実際の設置は三月二六日)。

政府の対策本部が立ち上がると基本方針が示されて、それによっていろいろな行動が決まってきます。新型コロナウイルス感染症は新型インフルエンザ等特措法の適用対象となったので、新型インフルエンザの行動計画を準用した運用が進められることになりますが、ワクチンや治療薬がない状態で戦わなければならないという点で、根本的に新型インフルエンザとは同視することができない現実があります。そこを踏まえて、今後行動計画なども整えられていくのだろうと思われました。

医療提供体制を都道府県ごとにどうするか、とくに入院の受入れ確保については、都道府県が各病院に依頼して現状把握することとなっていました。三月二四日、自見政務官からメールをいただき、国が一括して情報を管理する仕組みを構築しようとしているという話でした。また、都道府県には調整本部というものが設けられましたが、これは、広域搬送に向け取り組むこととなっており、各都道府県医師会に関わっていただかなければなりません。

「帰国者・接触者外来」への協力

「帰国者・接触者外来」への協力については、金曜日の定例の担当理事連絡協議会でもいろいろと話が出て、地域によっては検体採取までは対応できないという話もありましたが、もちろん無理のない範囲で協力したいというスタンスでいました。むしろ全国同じ水準で検査体制をつくるのは難しいので、全国でなくとも、東京、神奈川、愛知、大阪、兵庫の五県で集中的に取り組んでいかなければいけないと思っていました。

問題は、「帰国者・接触者外来」で検体採取する人員の確保です。自院において難しくても出務なら協力できるという医師もいるかもしれないと思われました。完全防御にして、出たり入ったりしないで三時間でも四時間でも続けて検査できる仕組みをつくることが課題でした。

軽症・無症状の陽性者の扱い

感染症法には、都道府県知事は感染症のまん延を防止するため必要があると認めるときは、当該感染症の患者に対し入院を勧告することができる、と定められているのですが、自治体によっては重症軽症問わず、すべての陽性者を入院させているところもありました。しかし、新型コロナウイルス感染症の特徴は、検査結果が陽性であっても無症状の方々が一定数いることです。その方々も含めて、検査結果が陽性という理由のみで入院を求めることには違和感を覚えました。医療は限られた社会的資源ですから、法律上権限行使が可能とはいえ、入院医療を必要とするかどうかを十分に考慮して、真に医療を必要とする方々のために限られた医療資源を活用するというのが本来の医療ではないか。このように、医療の本質と乖離した行政の方針を見直すよう求める声がありました。今後、重症患者が増えていくと、この方針では入院機能を超過し医療崩壊をきたしてしまうことは明らかで、そうなってからでは遅いからです。陽性者のうち軽症や無症状の方々については、病院に入院するのではなく、ホテルなどの宿泊施設に滞在していただき健康支援をする仕組みに見直すことが急務でした。

しかし、国としては、特措法に基づく対策本部が立ち上がってフェーズが変わった段階で対応したいと考えているようでした(対策本部は、二〇二〇年三月二六日に設置)ので、全国的に足並みを揃えるのは難しいように思いました。むしろ、国の対応を待たずに都道府県知事の判断でできることなので、私は、平時に地域の医療体制をつくるのと同じように、医師会から自治体に提案して、両者が連携して軽症者と無症状者の療養体制をつくっていけないだろうかと考えました。しかし、それもまた、自治体の予算や場所、設備、防護具の手配など、必要なところにきちんと設置できるようにするには調整に時間がかかるのが実態でした。それでも、たとえ時間がかかっても、感染拡大により重症者が増えることを想定した体制へと、一つずつ見直しを急ぐしかありません。

ワクチン開発への期待

三月二七日、加藤厚労大臣を訪ね、「新型コロナウイルス感染症のワクチン開発に関する要望書」を手交しました。まず、大阪大学で開発されているプラスミドDNAワクチンはすでに動物用製剤が入手可能で、ヒトに対する臨床試験も予定されていました。抗血清製剤は、ハブ、まむし、ボツリヌス抗毒素として長い使用経験がありますが、新型コロナウイルスに対する抗血清製剤は、重症感染者などに対する緊急対策として治療の選択肢に加えるべきとして、審査の柔軟な対応と開発に必要な財政支援をお願いしました。これは、早ければ一一月くらいには何十万人分かを提供できるということでしたので、とても期待していました。

加えて、①新型コロナウイルス感染症患者等への医療に対する特殊勤務手当、②防護具や消毒薬等の配備など医療従事者が安心して患者を診られる体制の確保、③各地域における相談外来の公設、④医療機関の休業や一部閉鎖への補償、⑤風評被害などの影響への対処を含めた支援、⑥重症患者の増大に向けた備え、⑦医療従事者への民間保険の充実、⑧税制上の措置、⑨雇用・労働対策、も併せて要望しました。

新型コロナウイルス感染症の影響により、医療機関の外来患者が約三〇%減少、入院患者が約二〇%減少するなど、とくに急性期病院の経営環境が悪化していて、陽性者が発生した医療機関では休業や一部閉鎖を余儀なくされたり、風評被害による急激な患者減少で収益が激減していました。このような窮状があることを訴え、新型コロナウイルス感染症によって医療提供体制が壊れないよう、支援をお願いしたいと強調しました。

「新型コロナウイルス感染症対策の基本的対処方針」

三月二七日、「新型インフルエンザ等対策有識者会議基本的対処方針等諮問委員会（第一回）」にて、新型コロナウイルス感染症対策の基本的対処方針（案）が示されました。この諮問委員会は、新型インフルエンザ等対策閣僚会議が新型インフルエンザ等対策の円滑な推進のため設置した新型インフルエンザ等対策有識者会議のもとに位置づけられるものです。基本的対処方針(案)において、「新型コロナウイルス感染症は新型インフルエンザとはウイルスも病態も異なる感染症」であり、「新型コロナウイルス感染症における致死率及び肺炎の割合は、季節性インフルエンザに比べて、相当程度高い」と明記されました。中国における報告(二〇二〇年二月二八日公表)では、確定患者での致死率は二・三%、中等度以上の肺炎の割合は一八・五%であるとされていたのに対し、季節性インフルエンザの致死率は〇・〇〇一六%〜〇・〇〇一%程度、肺炎の割合は一・一%〜四・〇%、累計推計患者数に対する超過死亡者数(何らかの原因により総死亡数がどの程度増加したかを示す指標)の比は〇・〇七%とされていました。当時はまだ有効性が確認された特異的な抗ウイルス薬やワクチンは存在せず、治療方法としては対症療法が中心という状況でした。同方針は翌二八日に新型コロナウイルス感染症対策本部決定されました。

PCR検査体制の再構築

PCR検査が保険適用されたことを受けて、これまでの地方衛生研究所等に加え、大学病院や民間の検査施設などにおいても検査が可能となり、検査体制が拡大され、各地域ではその準備が進められていきました。

入院患者に対しては、原因不明の肺炎患者などへのPCR検査の実施にあたって検査実施可能な検査業者などを選定し、検体の搬送手段について事前の打ち合わせをする。必要な感染予防策を講じて検体を採取し、決められた手順に従い検体を提出する。この際、感染防護具の配備が必要ですので、日医として引き続き、国に対して確実な供給を求めていくこととしました。検査結果については、陽性・陰性問わず、医療機関所在地の保健所に報告する仕組みです。

外来患者に対しては、受診者の増加により、既存の「帰国者・接触者外来」が応需できなくなった場合に、他の医療機関が外来業務に新たに参入するという選択肢が一つ、他には行政主導により、動線が適切に確保された休日・夜間急患センターなどに医療従事者が交代で出向く方式も考えられました。あくまで、医療機関から紹介された受診者の診療を行い、入院が必要と判断された場合の入院可能施設への誘導と、検体の採取を行います。もちろん感染防護具の配備は不可欠です。入院患者に対する場合と同様に、事前に検査実施可能な業者などの選定、検体搬送手段の取り決めを行い、保健所への検査結果の報告も同様です。

しかし、不適切事例もまだまだ散見されました。三月一九日、PCR検査を受け付けてもらえなかった事例の報告が川崎市の医療機関からありました。弁膜症でずっと診ている患者さんで、発熱があって、新たに間質性肺炎が出てきたので、「帰国者・接触者相談センター」にＰＣＲ検査をお願いしたが、最低限インフルエンザかどうかの確認をしてほしいと言われ、受け付けてもらえなかったという話です。そこで、基幹病院に相談したところ、その呼吸器科の医師も「これは疑わしいので検査が必要」という判断でしたので、その基幹病院の医師から相談センターに検査をお願いしたがやはり受け付けてもらえなかったというものです。

インフルエンザ等の確認を行うというのは、初期の頃の話なのに、改善されておらず、いまだ古い運用がなされている地域があるということがわかりました。

川崎市では、休日診療所で検査体制をつくろうというところまでは行っているものの、なかなか構築に至らないのは人員確保の問題が障壁になっているという話でした。このままでは体制ができる前に、患者数が増えてきそうな状況が懸念されました。

保険適用わずか、いまだ行政検査

三月二六日に日医と一都三県とのテレビ会議が行われましたが、ここでも、すべての都県がＰＣＲ検査を行政検査に位置づけていました。三月六日にＰＣＲ検査は保険適用になっていましたが、保険適用で行うことは考えていないという話でした。そこで、ＳＲＬやＢＭＬなどの民間の検査会社はどうなっているのかと聞くと、「うちはできます」「できるようになりました」と言っているが「県からの許可がないとできません」という話で、そうなると結局は検査できないことになるということがわかってきました。

三月三〇日、千葉県では地区医師会で検査外来をやろうという話になったそうです。医師が検査の必要ありと判断しても保健所が受けてくれない実情がいまだにあるので、自分たちでやるしかないという流れがあるが、しかし実際のところ医療機関でＰＣＲ検査をできるところがない。業者に電話をすると、「県からの許可がないとできません」ということになるから、前に進まないという話でした。

また、検体の配送も問題となっていました。当時、検体配送会社は二か所で、そのうち一か所は一つの検体を配送するのに数十万円もかかるという高額なものでした。

行政検査となると、保健所が検体を取りにこなくてはならないので、保健所にその運搬能力がなければ、理由をつけてＰＣＲ検査が断られてしまうという構図のようです。

行政検査は、すべてが公費で、保健所が対応するものです。埼玉県のように保険適用の個々の検査も行政検査とみなすといった了解が得られていてすべてそれで対応しているところもありますが、国の方針としては、三月六日にＰＣＲ検査が保険適用になっても行政検査は行いますが、こちらはむしろクラスターなどの対策に振り向けられるものであって、個々の事例については保険診療でできるようにするという整理です。保険診療の場合の契約という意味は、どこの医療機関でも手挙げをしてできるようにすると、感染拡大を起こしてしまう可能性もあるため、施設要件等を県が認めて、これなら大丈夫というところにお墨付きを与えるという意味で県との契約を結ぶというものです。

「帰国者・接触者外来」は行政検査のためのものですので、それ以外の医療機関が保険診療として検査を行う場合には、県とあらかじめ契約を結ぶという仕組みです。それまでは契約医療機関に対して、都道府県から診療報酬を直接支払うことになっていましたが、今度は、社会保険診療報酬支払基金を介すことになりました。都道府県が基金に払うという仕組みです。

保険適用の道が開き、いろいろと整備が進められてきましたが、このように、いまだほとんど全部行政検査で行われているのが実態でした。

「帰国者・接触者外来」拡充をはばむ壁

保険適用の場合、当時、医師会がサポートをして、個々の病院が都道府県と契約するという形になっていました。しかし、医療現場にとって、「県と契約を結んでください」と言われても、郡市区医師会がやるのか、都道府県医師会を通して都道府県行政と結ぶのかといったような契約プロセスが、少しぼんやりしていて、なかなか具体的に何をどうやって進めていっていいのかがわからず、困惑が広がっている状況でした。病院に対しても、「こういう手続きでこのように全部やりますから、先生のところはこれだけ考えてやってください」と言えればいいのですが、誰の役割がどのようになっているのかが明確ではありませんでした。

例えば、病院の機能の一部を使ってやってもらうという場合に、そこに地域の医師会から誰かが手伝いに行くということになれば、その報酬はどう支払われるのかといった問題が生じます。病院が支払うのかということになるとなかなか難しいので、あくまでも行政立で運営してもらうことによって、出務医師に報酬を支払うことがいいだろうという整理になっています。

三〇日の千葉県の会議で出てきた意見は、保健所では医師がPCR検査の必要があると判断した段階でもPCR検査を全く受け付けてくれないことがわかっているので、自分たちで検査外来を早くつくりましょうということになったが、どこでどういうふうにしたらいいのかわからないという話で、現場は混乱していました。

そもそも、「検体を採取する施設」と「検査機関」を同じ場所で完結できないものなのか。当時、検体を採取して、そのまま同じ場所で検査もできるというのは大学病院くらいで、多くの場合は、検体採取後、そこから検査機関まで検体を運搬しなければいけませんでした。その搬送体制の確立に難があり、そのことが帰国者・接触者外来の拡充の障壁となっていました。

抗体検査の測定キット

一般的にウイルスに感染すると、体内でそれに対する抗体という特殊なたんぱく質がつくられ免疫が得られるので、その後、その感染症にかかりにくくなったり、かかっても症状が軽くなったりします。抗体検査は、過去に感染していたかどうかを判断するための手法の一つです。

三月一六日、クラボウからイムノクロマト抗体検査キットが発売されました。これらについて国立感染症研究所の見解は、「感染早期にＰＣＲ検査に変わる検査方法として役立つものではない」というものでした。症状が軽快した後で、抗体が上がってきたことにより感染が確認できるということには利用できると。また、その地域において抗体をもっている人がどのくらいいるか（いわゆる定点観測）には活用できるだろうということでした。つまり、イムノクロマト抗体検査は軽症例のスクリーニングには不向きであるというのが感染症研究所の見解でした。

これは、メーカーから出されている見解とは少し異なるものでした。メーカーはこれがもっと有用だという評価をしていましたが、感染研によれば少なくとも感染早期に感染者を早く見つけるのには役立たないということになります。まだ研究段階のものなのに、これが早期の診断に役立つということになって普及した場合に、混乱につながるのではないかとの懸念があったようです。また、このキットの供給は数がかなり限定されていて、日本ではそれほど輸入できないという話もありました。

一方で、私としては、何らかの形で抗体検査は少しやったほうがいいのではないのかと考えていました。すると、クラボウのキットは使わずとも、国立感染症研究所で抗体検査が可能であるとのことでした。ただ、それを幅広く行うために、どの検査所でも抗体検査ができるような体制にもっていくのには、まだ少し時間がかかるというのです。

ＰＣＲ検査が始まった当初もそうでしたが、国立感染症研究所が全部、自分のところで背負おうとするから検査体制が脆弱で困ったことになるわけで、迅速キットなどが出始めているのであればそれを使ったほうがいいのではないか、そのことを医師会として主張すべきではないかという思いが生じました。

感染患者の増加を見据えた医療体制の構築

政府は、「新型コロナウイルス感染症対策の基本方針(二月二五日)」において、今後の新型コロナウイルス感染症の患者数の増加などを見据え、この感染症の特徴を踏まえた、病床や人工呼吸器などの確保や地域の医療機関の役割分担(例えば、集中治療を要する重症者を優先的に受け入れる医療機関等)など、適切な入院医療の提供体制を整備する方針を示していました。

その後、厚労省は、各地域で散発的、継続的に新型コロナウイルス感染症の患者が発生していくことも想定し、今後の状況の進展に応じて段階的に講じていくべき各対策(サーベイランス、感染拡大防止策、医療提供体制)とともに、地域の実情に応じた最適な対策を柔軟に講ずることができるよう、対策の移行にあたっての判断の考え方を示しました。これを受けて医師会が果たすべきことは何か、その要請に応えるために何をすべきか。三月二三日、日医から都道府県医師会に通知を発出しました。

例えば、外来診療体制(夜間・休日)については、救急外来を設置していない医療機関に対しても診療時間の延長や、夜間外来を輪番制で行うことを求めるなど、地域の医療機関や医師会等との連携を求める要請については、とくに郡市区医師会の協力が必要不可欠です。

また、新型コロナウイルス感染症対策について状況の進展に応じて構ずるべき施策を協議するため、都道府県を単位として、市区町村、都道府県医師会、都道府県薬剤師会、都道府県看護協会、その地域の中核的医療機関や感染症指定医療機関を含む医療機関、薬局、消防等の関係者や専門家からなる協議会を設置することも求めており、これについては都道府県医師会が郡市区医師会と連携しながら、感染患者の生命と健康を守る見地から主体的に有意義な施策の提案を行ってもらうことが大切になります。

具体的には、専門性の高い医療従事者の集中的な確保、十分な院内感染防止策の効率的な実施の観点から、地域において感染症患者を重点的に受け入れる医療機関（重点医療機関）を設定します。そして、重点医療機関において多くの新型コロナ感染症患者の受入れが必要になった際には、それ以外の入院患者をそれ以外の医療機関に転院・搬送する必要が生じることも想定し、地域医師会や医療機関、消防機関などの関係者と「事前に」十分な調整を行います。

そして実際に、新型コロナウイルス感染症患者の入院受入れ医療機関へ重点的に医師を配置する場合、その医療機関の他の医療提供を縮小する、あるいは新型コロナウイルス感染症患者以外の患者を他の対応する医療機関に転院させるなどの対応を行います。その際、地域の医療機能を維持するために必要な医療機関への医療従事者の派遣などを行うにあたり、地域全体の医療機能をバランスよく維持できるように配慮することが必要です。

入院勧告を受けた新型コロナウイルス感染症患者の医療機関への移送については、原則、都道府県知事（保健所設置市の場合は市長、特別区の場合は区長）の業務とされています。当時、保健所などと医療機関や消防機関などの関係者間で調整・連携して移送している場合にはその体制を維持しつつ、都道府県調整本部および広域調整本部において地域の患者の搬送体制の構築を行う方針でした。

直近の新型コロナウイルス感染症の患者発生状況の変化も踏まえ、医師会として果たすべきことを整理し、四月三日、日医から文書を発出し、地域・都道府県域・広域搬送や入院調整などの救急・周産期医療対応について、全国の都道府県医師会および郡市区医師会に対して理解と協力を求めました。

COVID-19JMAT

イタリア、フランス、スペインでは死亡率が極めて高くなっていました。そこで、日本で同じような事態にならないように、医療従事者が足りないところにJMATを派遣しようという案が出てきました。JMATの派遣は、日本医師会の防災業務計画上の問題であり、災害対策本部が立ち上がって決定するもので、本部長は私です。

まずは、検疫所への派遣要請が考えられました。米中韓からの帰国者の入国の問題が近々現実のものになると思われました。海外邦人は八七万人いて、とくにニューヨークにいる二万人の人たちが大急ぎで帰ってくることになります。感染が広がっている地域からの帰国者に対して、どうやって水際作戦をするかということが問題です。羽田・成田・中部・関空の四つの空港で検疫を強化するということでしたが、少なくとも一挙に帰国する感染リスクの高い方々をどうやって観察するかが極めて大事になってきます。

成田近辺では、一戸のホテルの全室を借り上げ、そこで留まってもらい対応するなどの方法を考えているようでしたが、それではとても足りないだろうという話でした。また、自宅に帰ってからのフォローも含めて対応しないと、帰国者からのオーバーシュートとなるリスクがありました。

次に、新型コロナウイルス感染患者数が増え、都道府県医師会では対応が困難となった地域へのJMAT派遣も考えなければなりませんでした。例えば、東京には五〇の「帰国者・接触者外来」があり、四〇〇床から五〇〇床が稼働可能なところ、その時点で入院患者が三〇〇人以上となっており、すでにオーバー気味となっていました。軽症患者さんもすべて入院するという運用体制によりこのような事態に陥っているので、軽症患者さんが今後、自宅で療養できるようになるかが課題でした。いずれにしても、最大ピーク時には二万人の感染者、四〇〇〇人の入院患者への医療体制を確保しなければならず、そのためにどのように対応するかということになります。

仮に、東京都がオーバーシュートした際にＪＭＡＴが支援する場所は、「帰国者・接触者外来」と市区町村「新型コロナ感染患者健康管理センター（仮称）」の二か所になると考えられました。「帰国者・接触者外来」では、病院の医療者の方々、地区医師会の方々が頑張っておられて、ここでトリアージを行っているので、そのお手伝いをできるのではないかということです。また、市区町村「新型コロナ感染患者健康管理センター（仮称）」は、軽症の患者さんに対して、自宅やホテル、研修所などを利用して管理するセンターです。東京都医師会からの要請は、「帰国者・接触者外来」、一時生活施設や患者自宅などへの派遣を考えているとの話でした。

懸念されたのは、医療者の感染です。当時イタリアでは、医療支援のために赴いた医療従事者三七〇〇人が二次感染を起こし、医師が五〇人死亡するというショッキングな事態が起きていました。このようなことのないように、ＰＰＥの着脱訓練を事前に厳しく行うこととしました。

派遣は、派遣先となる都道府県医師会からの要請に基づくものとしました。ダイヤモンド・プリンセス号におけるＪＭＡＴ派遣は国からの要請であり、対象患者の全員もしくは相当数が陽性患者と考えられていたのに対して、支援場所・要請の内容が多様である今回の地域への派遣は事情が大きく異なっていました。業務内容についても、問診とヘルスチェックではなく、検体採取、陽性患者に対する診療と処置であるといった点も異なります。

今回のJMAT派遣には、「JMAT隊員全員に対するPPE感染予防」「派遣終了後二週間程度就業できない場合はその補償」「必要な場合は、派遣終了後のPCR検査の実施」「感染時の休業補償」といった対応も必要となりました。また今回は災害救助法の適用はなく、ダイヤモンド・プリンセス号における活動のように検疫官として補職発令されるわけでもありません。場合によっては、人工呼吸器やECMO等の高度な専門的知識・経験を有する医師、看護師、臨床工学技士であって行政チームには参加していない者の派遣も必要と考えられました。

私は、派遣するJMAT隊員の業務内容がすごく拡大している印象を抱き、もう少し限定した業務で一度検討してみてはどうかと提案しました。「帰国者・接触者外来」への派遣については消極的な意見もありました。JMATの派遣は、かかりつけ医として協力できることに焦点を当ててはどうかという趣旨なのだから、具体的にはホテルなどで隔離を余儀なくされている軽症者の方々へのヘルスチェックがその例だという意見です。

週末には、東京、大阪、海外など、不要不急の外出を避けるようにとの要請が出ていました。こういった状況も踏まえて、しっかりと対応しなければならないと思いました。東京でオーバーシュートした場合には、近隣県の病院から東京の病院への派遣をお願いしなければならないだろう。重症患者さんへの対応が一番のポイントとなってくるだろう。そのためには、病院の病床を空けなければならないので、簡易宿泊所などでの対応をどうするか、その点を十分に考えておくことが肝要と考えられました。

医師の生涯教育

医師は、日進月歩の医学、医療を実践するために、生涯にわたって自らの知識を広げ、技能を磨き、常に研鑽する責務を負っています。医師の生涯教育はあくまで医師個人が自己の命ずるところから内発的動機によって自主的に行うもので、その自己学習・研修を効果的に行えるよう、日本医師会では一九八七(昭和六二)年から生涯教育制度を実施しています。

今回、感染症専門家ではない一般の医師向けに、新型コロナウイルス感染症に関する最新の知識や対処法などをわかりやすく示したものを一〇ページ程度にまとめて、日医のホームページに掲載することにしました。現場で実際に診療をしている医師の意見を聞きながら、その後も定期的に更新しています。まずは、三月最終週には第一弾を掲載できそうな見込みでした。

私は、世界医師会会長を務めた経験から、中国からコロナ感染症治療ガイドライン第七版をいただいていましたので、これも参考にしてほしいと担当者に渡しました。

感染症の専門家といっても、日本感染症学会には会員が一〇〇〇人程度しかいません。一般医であっても、ある程度、感染症についてしっかり勉強しているはずで、基本的な研修をもう一度しっかりとやれば、感染症の専門家でなければわからないといったことはないのではないかと思いました。何より、かかりつけ医が知っていなければならない感染症の基礎的な知識を学んでもらうことが重要です。

日本医師会は、日医生涯教育制度をもっています。そのeラーニングの項目中にも感染症は入っていますが、会員向けなのでロックがかかり過ぎていて一般の医療者の方に利用しづらくなっていましたので、改善していこうという話になりました。

2020年3月

日医独自の医療の緊急事態宣言へ

三月二五日、本庶佑《ほんじょたすく》先生からメールをいただきました。今まさに、医療の緊急事態であり、日本医師会が早く医療非常事態宣言を出したらどうだということでした。皆さんはどう思うかと、私は理事たちに問いました。政府としてはまだ緊急事態宣言に至っていないなか、医療側が独自に医療非常事態宣言を出して、政府の対応をもう一度喚起しようという状況だろうか。

賛同意見に背中を押されて、翌二六日の記者会見で発表することにしました。記者会見では、ＰＣＲ検査を積極的に実施するようにとか、各地域において入院の機能を明確化して連携するシステムを早急に構築することなど、具体的に提言を行うことにしました。

理事たちからは、感染防護服がないから発熱患者は診られないという医療機関もあり、患者さんが何軒目かでやっと診療してもらえたという話も上がりました。これは発熱外来を公設にすることで解決できるはずです。このように国民の医療のために他にもいろいろと政府に要望することを整理して、しっかり示したうえで、医療側から独自に緊急事態宣言をしよう。

そして、この宣言が国民や医療関係者に対して、ただ不安を煽るだけにならないように、何のための宣言なのかということも含めて、四月一日に「医療危機的状況宣言」という名で発表することにしました。

基盤としての財源システムの不在

三月二七日、自民党の「国民医療を守る議員の会」は、「新型コロナウイルス対策についての緊急提言」として、①医療提供体制の抜本的強化のための基金の設置、②新型コロナウイルスと戦うヒト・モノの確保、③新型コロナ患者を受け入れる医療機関等への支援、④患者等が発生した場合の医療機関等への休業補償等、⑤治療薬・ワクチン・簡易検査キット等の開発・普及促進、の五項目を提言しました。

その背景には、新型コロナウイルスが国の内外で未曽有の危機となりつつあるなか、今、最も注力すべきは国民の「命」を守ることであり、その医療確保が最優先の課題であるが、そのための基盤となる財源システムがないという問題意識がありました。私は、岸田文雄自民党政調会長を訪ね、この緊急提言を示しながら、これらの実現に向けて政府で協議していただけるよう求めました。

感染者数の特徴

三月三〇日正午現在の政府の発表では、感染者数一八六六人、死者五四人でした。海外では、イランや欧米ではオーバーシュート（感染爆発）の発生も確認されており、海外で感染して日本国内に感染症を持ち込んだと疑われる感染者が連日一〇人を超えて確認されており、三月一一日から一八日で一三％だったものが一九日から二五日で二九％へと、感染が確認されたなかでの輸入感染者の増加が注目されました。

二〇二〇年四月――「緊急事態宣言」発令

「医療危機的状況宣言」

四月一日、日本医師会は独自に「医療危機的状況宣言」を発出しました（次ページ）。当時、感染者数の増加が目に見えて顕著でありながら、なかなか政府は緊急事態宣言に踏み切れないという状況でした。しかし、法律の基準がどうであれ、国民の生命と健康を守る医療人の立場からしますと、国民にメッセージを送るべき時期にあり、本庶先生からのご助言もあるということで、日医独自の「医療危機的状況宣言」を公表するに至りました。医療提供体制を維持するため、国民に適切な受診行動をとることなどを呼びかけるものです。

政府の緊急事態宣言が発令されたのは、それから一週間後のことです。四月七日に東京、神奈川、埼玉、千葉、大阪、兵庫、福岡の七都府県を対象に発令し、その後一六日になってようやく全国に拡大されましたので、私どもの宣言とは半月ほどの差となりました。

医療危機的状況宣言

2020年4月1日
公益社団法人　日本医師会

我が国の医療は新型コロナウイルス感染症対策にこれまで経験したことのない多くの資源を注入しながら、それ以外の疾病の治療も継続するという危機的な状況に陥りつつあります。

医師をはじめ医療従事者が新型コロナウイルスに感染すれば医療現場から離脱せざるを得ず、国民に適切な医療を提供できなくなることが懸念されます。

一部地域では病床が不足しつつあり、現在行っている対策は二週間後に結果が表れることから、感染爆発が起こってからでは遅く、今のうちに対策を講じなくてはなりません。

医療提供体制を維持するため、医療従事者が全力で取り組む中、国民の皆様には、自身の健康管理、感染を広げない対策、適切な受診行動をお願いいたします。

医療提供体制の窮状

四月三日、衆議院議員会館で開催された超党派「医師国会議員の会」(代表世話人：鴨下一郎衆議院議員)に参加し、COVID‐19を診る専用外来、重症患者を重点的に診る病院をつくることを要望しました。日医連推薦で議連事務局長を務める羽生田俊参議院議員も参加していて、「早急に官邸と厚労大臣に提出する予定」であるとのことでした。この超党派「医師国会議員の会」では、「感染爆発が起こってからでは遅く、今のうちに対策を講じなければならない」と、新型コロナウイルス感染症への対応を求める要望が決議されました。

超党派「医師国会議員の会」を終えた私は、そのまま総理官邸を訪ねました。超党派「医師国会議員の会」には、与野党から多くの議員の参加があったことや、決議の内容を安倍総理に直接お伝えしました。日医としては四月一日の定例記者会見で「医療危機的状況宣言」を行ったことについても触れました。すでに医療提供体制は危機的状況にあって、とくに東京や大阪ではそれが顕著でした。今後の具体的な医療提供体制については、各市区町村において新型コロナウイルス感染症に関する相談に対応できるような体制づくりや、重症者を治療するための病床を確保するため、無症状・軽症者用の施設等の確保の必要があると進言しました。総理も私たちと同様の認識で、すでに準備を進めているという話でした。

(1)日常診療に加え、かつてない規模の感染症診療

現在、医療機関では新型コロナウイルス以外の疾病の日常診療を継続しながら、新型コロナウイルス感染症対策にこれまで経験したことのない多くの資源を注入しています。

(2)医療物資不足が医療崩壊を助長

新型コロナウイルス感染症患者を診療する医療機関では、フェイスシールドや感染防止用のガウン、N95マスクなどのPPEが不足しているために医療崩壊に直面している現状です。

(3)重症者診療体制の地域連携

新型コロナウイルス感染症は、より多くの人的資源が必要な不採算医療ですが、患者が急増する中、重篤者(ICU管理、ECMO)、重症者(ICU管理、人工呼吸器)、軽症者(酸素吸入)を、それぞれの地域で医療機関が役割分担を行いながら受け入れを拡大しています。

(4)医療従事者の風評被害

新型コロナウイルス感染症患者を診療したことによる風評被害のため急激な患者減少にも見舞われています。

四月四日、とうとう東京都では新規感染者数が三桁に突入したことで、ますます感染拡大の危機感が高まってきました。私はその日のうちに、国民の感染予防への取組み強化のために、加藤厚労大臣のもとを訪れました。大臣との話では、私たちが四月一日に国民に自身の健康管理、感染を広げない対策、適切な受診行動を求めるため、「医療危機的状況宣言」を行ったことを改めて話題にしました。そのうえで、東京都で新たに確認された新型コロナの感染者が一一八人になったことに危機感を感じており、医療提供体制を維持するため、そして医療従事者が全力で職務にあたれるよう、東京都をはじめとする首都圏において、国民の感染予防への取組みの強化に一層の尽力をお願いしたいと伝えました。

その後、四月六日には、新型コロナウイルス感染症患者を診療している医療機関が困窮している切実な現状（前ページ）をお伝えして支援を求めました。

政府、「緊急事態宣言」の発令

四月七日、安倍総理は新型インフルエンザ等対策特別措置法に基づく「緊急事態宣言」を発令しました。適用対象は東京、神奈川、埼玉、千葉、大阪、兵庫、福岡の七都府県、期間は五月六日までの一か月間とされました。

遡ること四月一日、日本医師会が「医療危機的状況宣言」を発表したことは前述しましたが、この頃から私は、総理に緊急事態宣言の必要性について進言しておりました。他方で、政府の専門家会議でも総理に緊急事態宣言の発令が必要だという話をされていたと聞いています。当初は京都や愛知も対象地域の候補に挙がっていました。京都については、経路不明な感染者の数についてもう少し経過をみるということで対象外となり、愛知に関しては感染者の経路が追えていることと、新たなクラスターが発生していないので、対象外となった経緯があります。特定都道府県が対象として指定されたことで、それ以外の地域は何をしてもいいというような誤ったメッセージとならないよう、指定都道府県以外も今まで通り自粛を続けていただくことが大事だということが共通認識として示されました。

そして、緊急事態宣言を機に、その対象地域では相次いで休業要請が行われました。地域によって対象業種はそれぞれですが、ワクチンや治療薬もなく、医療提供体制が逼迫した状況にあるなかで、人の動きを抑えることが感染予防のために重要ですので、その観点からみれば休業要請の対象はなるべく広げる方向のほうが望ましいことになります。

政府は、実際に危険が現実化してから動く「逐次投入」の姿勢でしたが、未知の感染症から国民を守るための危機管理というのは、実際に問題が起きたら対応する「逐次投入」よりも、未然防止の観点に立ち、早め早めに打てる対策は速やかに打っていくべきだと、私は思います。

医療機関への財政支援策三つの柱

四月七日、政府の緊急事態宣言の発令とともに、医療機関に向けて「新型コロナウイルス感染症緊急経済対策」が閣議決定されました。「緊急包括支援交付金」「地域医療確保支援」「診療報酬」の三本立てとなっていて、とくに「緊急包括支援交付金」は、地域の医療提供体制を守るために地域の実情に応じて都道府県が活用計画を作成するものですので、地域からのボトムアップがとても重要になります。

報道では、地域医療崩壊といったフレーズが飛び交っていました。患者を救いたい、しかし防護具も十分でないなかでは限界があります。医師たる者の救命に対する心意気と現実とのはざまで、多くの医療人の心身がとても疲弊していたのは確かです。この政府の医療機関に対する財政支援は、新型コロナ対応で疲弊していた地域医療を活気づける朗報となりました。

他方、ヨーロッパやアメリカでは、医療従事者に対する感謝と敬意を示す拍手を送る取組みがありました。私の地元の福岡でも、市役所で同様の取組みがありまして、これに医療従事者は大いに勇気づけられたものです。

医師会からの様々な発信

四月八日、全国知事会とテレビ会議にて意見交換を行い、緊急事態宣言の発令を受けて、医療崩壊を防ぐために、行政と医師会が十分な協力・連携をとっていくことを確認しました。

四月一〇日には、医療従事者を風評被害から守るために、「うつさない！うつらない！〜

新型コロナウイルス感染症〜いま私たちにできること」と題して、日本医師会から国民の皆様に向けたメッセージ動画の配信を開始しました。京都大学iPS細胞研究所所長の山中伸弥先生など様々な業種の方々のご協力をいただいて、国民の皆様へのメッセージを配信しています。

四月一二日のNHK日曜討論は、政府が七都府県に緊急事態宣言を発令して五日目、「緊急事態宣言 必要な対策を問う」をテーマに医療や経済の現状と課題に切り込んでいくものでした。私も出演者としてお招きいただき、西村康稔経済再生担当大臣、中西宏明経団連会長、神津里季生連合会長、政府の専門家会議の尾身茂座長(JCHO理事長)とご一緒させていただきました。私は、依然として医療現場は防護具などの医療物資不足、治療薬やワクチン開発のない過酷な状況下で、「通常医療」と「新型コロナウイルス感染症患者への医療」の両立が求められていると、切迫した医療現場の事情を説明し、共演した西村大臣に対して改めて諸々の対応をお願いしました。

四月一〇日、西村経済再生担当大臣と加藤厚労大臣を訪ねました。西村大臣には、医療機関で防護具が不足している窮状を訴えて、その改善を求め、加藤大臣には抗体検査の速やかな普及を求めました。

抗体検査については、横浜市大の研究がIgG抗ウイルス抗体の検出方法としてその時点で流通しているものより優れているということで、医薬品医療機器総合機構に提出したところ、保存安定性試験、臨床性試験に約三か月かかるためなかなか先へ進まないので、緊急事態において審査を迅速にしてほしいと伝えました。神奈川県では、この方法を用いながら、不顕性感染(感染しているが無症状のこと)がどの程度か実態調査を始める計画もあり、調査できれば実際の感染者数などもはっきりしてくるという情報もありました。PCR検査と同時に抗体検査を行って、抗体保有率なども一緒にみていったほうがいいのではないかというのが発端にあり、抗体検査にしてもPCRの迅速法にしても、いくつかの大学で次々と開発が続いていましたので、国にご支援いただきたいという話をしました。

有効な治療薬の兆し――シクレソニドとアビガン

四月一三日の政府専門家会議では、日本感染症学会シクレソニド投与観察研究事務局から非公表資料が提出されました。シクレソニドは喘息の吸入治療薬で、新型コロナ感染症の治療にも効果があるということが、正式な治験の前に症例を登録したものについての中間報告で示されていました。対象症例は新型コロナウイルス感染症の陽性肺炎患者で、登録施設が二四施設、登録症例は八五例です。

国立感染症研究所感染症疫学センターの報告ではCOVID-19肺炎患者の挿管に至る確率は二三%、集中治療医学会や救急医学会を中心に立ち上げられたECMOプロジェクトチームの推計としては挿管に至る確率が二二・五%以上であったのに対し、シクレソニド治療肺炎患者の挿管率は約一〇%強と、一〇%ほどの差があることから、シクレソニドにより挿管に至る患者の数を減らせる可能性があると考えられました。シクレソニド研究事務局では今後、統計学的な研究をしていくということでした。当初は、人工呼吸器の段階でシクレソニドを吸入させることが可能とのことでしたが、うまく肺に届かず、自力で吸入薬を吸入できるステージで使わないと効果がないことがわかってきていました。当時でも、軽症者全員に投与するということではなく、肺炎、息苦しさが生じた段階で使い始めるのが一般的な治療です。

一方、ファビピラビル(アビガン)については、このときはまだ成績を評価できるだけの内容ではありませんでした。四月一二日正午の時点で三二七人にファビピラビルが投与されていました。転帰(死亡退院・増悪による転院・軽快による転院・入院中・退院)が入力された一七八人の成績評価をするには、投与しなかった群との比較あるいは併用薬剤の検討が必要で、ファビピラビルの他にシクレソニド一四五人、カレトラ配合錠三九人といった併用薬が記載されていました。この研究はファビピラビルを投与されている患者の属性や予後を俯瞰できる点で有用ですが、投与されていない患者との比較が行えません。ファビピラビルを投与された患者の過半数で、ファビピラビル以外の薬剤も併用されていることから、この情報だけでいろいろな評価ができないということですが、これだけの研究が進行中であるという報告でした。無症状または軽症患者八六人にファビピラビルを投与し、発症してすぐに使う通常投与と、少し時間をおいて投与する群とを比較し、どの時期に投与するのが有効かを調べた研究について、情報によれば、四月一二日現在で参加施設二二施設、登録患者数四三人で、目標の八六人の半分ほどとなったということでした。

自宅療養患者等に対するフォローアップ

四月一四日付で、日医から都道府県医師会宛てに自宅療養患者等のフォローアップについての協力依頼文書を発出しました。これまでPCR検査で陽性となった方は全員入院するという方針でしたが、入院病床や医療スタッフにも限りがあるので、このルールのままでは感染患者数が爆発的に増えてくると医療提供体制はたちまち崩壊してしまいます。そこで、軽症者については今後、宿泊施設や自宅で健康観察をすることになって、地域によってはさっそく入院措置となっている軽症者の方が宿泊施設に移り始めているという情報もありました。一方、自宅で健康観察する方については、かかりつけ医にご対応いただくのが一番です。電話や情報通信機器を使って日々の健康をチェックし、体調変化が現れたときに速やかに入院施設に誘導していただくことへのご協力です。このような事業に協力してくれる方をそれぞれの医師会に選んでもらいたい、というのが今回の依頼でした。都道府県医師会と都道府県との間でまず業務委託契約を結ぶことを想定し、契約書の留意点などを整理したものも一緒にお届けしました。

とくに東京都では入院病床の不足が懸念されており、宿泊施設に軽症者を移す作業がすでに始まっていました。地域によって入院施設に余力があるところはいいのですが、先を見越してベッドが足りなくなりそうなところでは、あらかじめ経過観察ができるところを確保していただいたほうが良いと思い、そのことも併せて文書の中で触れました。東京都では、宿泊施設に都職員二人(看護師と事務員)が常駐する体制をとっていました。医師については都から派遣することができないので、東京都医師会に派遣要請があったそうです。大学に勤務しているDMATのメンバーが対応し、その後ノウハウを蓄積して、一般医も順次加わることが想定されていました。宿泊施設で療養中の方々の健康管理や、ときには直接診察をする場合もあります。

一方、群馬県では前橋日赤のDMATチームが新型コロナウイルス感染症のデータベースを作成し、ひな形をつくってそこから変化や急変が出た場合にはすぐ搬送する手はずを考えていて、日医でこのようなデータベースをつくる用意があるだろうかという質問がありました。

データベースについては、国が全国共通のものを作成するという話になっていました。当時はまだ公表段階に至っていませんでしたが、自見政務官も関わるなかで進められており、各都道府県が情報共有でき、医療機関の利便性までをも含めたものにするという動きがありました。ただ、地域によっては都道府県や病院が独自に作成したデータベースがすでにあり、その場合は、医療機関に二重の入力を強いることになります。これを避けるためにも、私たちとしては、それぞれの都道府県ですでに稼働しているものを国のデータベースに取り込むことができればいいと考えていました。都道府県単位ではなく、国が全国共通のデータベースをつくる意義は、広域連携にあります。県境を越えて患者さんの医療搬送が必要な場合、各都道府県の情報を全国共有できる形を目指すほうが良いことはいうまでもありません。

医師会によるPCR検査センター

東京都では、「帰国者・接触者相談センター」に全く電話が繋がらず機能していない状況が続いていました。さらに、「帰国者・接触者外来」もベッドが満床で、陽性患者を別の病院に搬送しなければならない状況になっているが、その受入れ先がなく、事実上PCR検査がストップしているという話でした。とくに発熱患者はＰＣＲ検査をしていないと受け入れてもらえないという状況で、受入れ先の調整と確保が困難を極めていました。

「帰国者・接触者外来」が対応力を超えて機能していない現状を打開するために、医師会のＰＣＲ検査センターが必要だという声が各地区から上がり、東京都医師会はその体制構築に向けて動いているという話でした。ただ、名目上、「帰国者・接触者外来」の認定を受けないとＰＣＲ検査の契約ができないので、「帰国者・接触者外来」という形式はとるとのことでした。名称は「地域外来・検査センター」とし、東京二三区に四か所、多摩地区に二か所、合計六か所は割と早く設置できる見通しでした。あくまでかかりつけ医が診察し、ＰＣＲ検査が必要だと判断した患者さんをＰＣＲ検査センターに紹介する仕組みです。まずは電話で最初のトリアージを行い、次いで診察による二回目のトリアージをしたうえで、ＰＣＲ検査を行うという構想でした。

日医「COVID-19有識者会議」の発足

政府の専門家会議は主に疫学的、公衆衛生学的視点から議論されており、臨床の観点からエビデンスのある提言を行い、現場の支援を行う視点が十分ではありませんでした。そこで四月一八日、日医独自に「COVID-19有識者会議」（座長：永井良三自治医科大学学長、副座長：笹貫宏早稲田大学特命教授）を設置しました。政府の専門家会議とは車の両輪というべきものです。永井座長と笹貫副座長をはじめ、有識者の方々のご尽力により、発足から四か月の間に一〇〇本の論文が掲載されるに至りました。いずれも最先端の医学的知見と現場の叡智が凝縮された貴重なものばかりです。外部の方々からもアクセスいただいています。

防護具不足の解消に向けて

四月二〇日、梶山弘志経済産業大臣を訪ねました。サージカルマスクやN95等の医療用マスク、フェイスシールド、ガウン、手袋等の防護具について医療機関への優先配布や物資のさらなる増産体制の整備をしていただいていましたので、そのことに感謝をお伝えしました。ただ、医療現場ではいまだに感染防護具不足は解消せず、依然として危機的な状況にありました。付け焼刃の増産には限界がありますので、医療必需品等の国内生産を支援するために、「日本物づくり企業合同対策本部（仮称）」の設置を提案しました。

医療物資の問題は、感染初期のかなり早い段階から長らく問題になっていて、その都度、総理や加藤大臣をはじめ政府とも問題意識を共有して、解決策を講じてもらいましたが、医療現場からはまだ足りないという声が一向になくなりませんでした。要請を重ねるだけでは、なかなか抜本的な解決に至らない、そんなもどかしい問題でした。

原因としては、一つに医療資材等を輸入に頼っていること、もう一つは需要がピークを過ぎれば過剰設備になりかねないという懸念から、国内企業が新規参入を躊躇し、慎重になっていることが考えられました。

とはいえ、新型コロナウイルス感染症の第一波は収束しても、第二波、第三波の到来と次の新たな感染症の流行はいつ発生してもおかしくありません。とくに、国民の生命と健康に直結する医薬品・医療機器や衛生用品などは、国内生産で賄う体制整備が必要です。そこで、その具体策として提案したのが、「日本物づくり企業合同対策本部(仮称)」の設置でした。梶山経産大臣も理解を示し、政府と日医、関係団体とも連携協力して総力戦で対応していこうという話になりました。まずは都道府県への流通状況について把握するなど、きめ細やかな対応が必要との認識で一致しました。

四月二一日、審議官とのテレビ会議の折にも、できるだけ国産品を使う仕組みをつくっていこうという話をしました。今後の様々な課題については、経団連や経済同友会とも打合せながら体制をつくってほしいと改めて申し入れました。

2020年4月

日医としましては、事務局に「医療物資プロジェクトチーム」を設置して対応体制をつくりました。寄付などのお申し出のあった医療物資の受入れ、都道府県医師会等への配送等の業務を行うチームです。当時、いろいろなところから売り込みや寄付のお申し出が多く来ていました。しかし、日医としては、物品の販売あっせんはしないので、卸業者にお話しくださいと伝え、一方、寄付については医療現場に配布させていただきました。

重症患者の病床確保に向けて

四月二〇日、日本心臓血管外科学会の有志から嘆願書が届きました。嘆願書には、医療現場の窮状の深刻さが記されていました。政府は学校や仕事場への外出制限を強化し衛生管理を徹底すれば爆発的な感染は防げるとの見解を述べているが、医療現場で感染患者と向き合い働く医療従事者はマンパワー不足に加え物資不足で心身ともに疲弊していること、このままでは感染患者のみではなく、それ以外の患者の受入れも不能になる事態が生じうること、現に都内の大学病院を含め多くの近隣都市の中核病院や救急病院ではコロナの重症患者を受け入れる病床やＩＣＵがすでに不足してきているという現状の指摘には、私も改めて危機感を募らせました。重度の肺炎による呼吸困難で人工呼吸器では改善が見込めない場合は、人工心肺装置（ＥＣＭ

○）が必要になることがあり、そのためには二四時間体制で患者一人あたり一〇人ほどの医療従事者が治療にあたらねばならないが、今後、軽症者を宿泊施設に移行したとしても重症者を治療できる医師や看護師が十分ではないことから、「感染患者の病床を確保する目的でとりわけ外科系の診療科に緊急を要しない手術の延期要請」「ＩＣＵ病棟の病床数と医師・看護師・臨床工学士の増員と待遇改善」「Ｎ95マスクや感染防護服の早急な補充」が必要であり、この声を政府に届けてほしいという内容でした。

これを受け、私はこの日、新型コロナウイルス感染症患者、とくに重症患者の受入れ病床の確保に向けた問題解決のために加藤厚労大臣を訪れ、国民の生命と健康を守る医療現場がいかに深刻な窮状に立たされているかを述べて、理解と協力を求めました。

救急医療の逼迫

救急医療の受入れについては、四月三日、日本医師会・都道府県医師会・郡市区医師会間における役割分担や関係機関との連携等について日本医師会の考え方を示していました。

しかし、救急医療の現場などでは、発熱や呼吸器症状などの新型コロナウイルス感染症を疑う症状を呈する救急患者の搬送先の選定に非常に時間を要する事例が発生しているという問題がありました。これには大変憂慮し、救急医療機関の理解と協力を得るにはどうしたらよいかが喫緊の課題であると思われました。日本救急医学会と日本臨床救急医学会も四月九日、声明を発しました。そこでは、現場の救急医らが最前線に立って新型コロナウイルス感染症患者対応と同時に救急医療提供体制の維持のために日々奮闘しているが、院内感染防止策を講じるための陰圧室が充足しておらず、個人防護具の圧倒的な不足等もあるなど様々な限界を抱えている窮状を明かし、それでも国民の生命を守るために対応するという姿勢を示していました。私たちもこれらの学会等と協力してさらなる対策を講じていく構えでした。

そんななか、厚労省は四月一八日、院内感染対策を十分に行ったうえで緊急度や重症度を踏まえながら救命救急医療を実施する必要があることから、従来に比べて格段に困難な状況であることに理解を示しつつも、「当該患者に発熱呼吸器症状があることのみをもって、救急患者の受入れを断らないこと」という考えを示しました。しかし、この表現は誤解を招くおそれがありました。そもそも発熱などがあるからという理由のみで患者の受入れを断っている医療機関などないと思えてなりませんでした。なぜなら、多くの医療機関は、患者の生命と健康を守るために限られた感染防護具などを駆使した院内感染防止策を講じるとともに、患者の救命に全力を尽くしています。それでも限界があり、前述の学会も言及しているように、医療機関では感染防護具の不足や陰圧室等の院内体制の整備も十分でない状況で必死に診療を続けているという切実な状況がありました。発熱や呼吸器症状を呈しているということは感染の疑いが濃厚なので、それに対応しうるだけの十分な感染防護具等があるかどうか、院内の受入れ体制が十分かどうかなどを総合的に吟味したうえで、医療機関は受入れ可能かどうかを判断するものです。決して、発熱があるからという理由のみで判断するわけではありません。自院の患者の救命能力と院内感染防止策のはざまで、常にギリギリの判断を迫られていたのです。

当時、問題の所在は、十分な院内感染防止対策を講じうる感染防護具などが不足し、陰圧室など院内体制が十分に整備できないことにありました。しかし、厚労省の通知からは、問題の所在は医療機関が拒否するからという印象を与えるものであり、問題をすり替えてミスリードしていると思えてなりませんでした。問題の本質を見誤れば、根本的な解決には至りません。

感染防護具などの不足については、二〇二〇年一月当初から問題が浮上しており、以来再三にわたって政府に対して増産の要請をしてきたにもかかわらず、依然として医療現場では充足しない問題が続いていました。この問題を解決しない限り受入れ体制には限界があります。

前述の厚労省の通知は、感染防護を軽視して不十分な感染防護のもとでの診療を迫り、院内感染を誘発することにならないだろうか。感染者の生命と健康を守るという使命と、院内感染防止を徹底し感染者を増やさないことの両方を考慮して、そのぎりぎりのところで対応している医療現場に混乱をきたすことにならないだろうか。院内感染によりとくに医療従事者が感染した場合には、その地域の医療提供能力の低下にも影響します。これにより、救えるはずの命が救えなくなるということは避けねばなりません。私たち医療者も全力を尽くしており、政府もそれを全力でサポートしてほしいと、度重なる大臣訪問で要望し、国民の生命と健康を守るための最善の体制をつくるため、ともに国難を乗り越えようという思いでした。

緊急事態宣言の解除に向けて

緊急事態宣言の発令から二週間が過ぎた四月二一日、何とか感染者が減っていくことを願っていたものの、なかなか目に見えた成果が出てきていませんでした。緊急事態宣言の効果について、まだこの時点で評価できるだけのデータが揃っていないので、適切な評価は五月六日になるという話でした。韓国などでは、スマホによる位置情報を個人が特定できる形にして誰と会ったのか管理しており、そのような方法を提唱する意見も一部にありました。韓国の例は、感染対策としては非常に効果を上げているということでしたが、日本において国民の合意が醸成できるかが大きな問題になると思われました。

しかし、緊急事態宣言から約二〇日目の四月二八日、国民の皆様の多大な協力もあって人と人との接触を避ける取組みが進んだおかげで、新規感染者数は落ち着きをみせてきました。しかし、当初見込んでいたほどには新規感染者は減らず、落ちてきてはいるものの十分とはいえないといったものでした。このような状況で、五月六日に予定どおり緊急事態宣言の解除を迎えられるのだろうかという懸念がありました。

基本的には、都道府県が感染流行状況と体制整備状況を併せて分析・評価します。つまりは知事のリーダーシップです。政府の専門家会議としては、宣言解除に向けた対策への移行は発生状況を注視しながら二週間を目安として段階的に実施する方向で見解が固まりつつありました。その時点で感染者数が少ない自治体であっても、患者急増時に備えた体制整備が不可欠で、宿泊施設の確保は是非しなければなりません。

対策の評価項目としては、一番は医療提供体制が整うことで、時間はかかりますが、通常時の基準の医療が提供可能であることが非常に大事です。二番目は公衆衛生体制です。これだけ患者が多いとクラスター調査などは難しいですが、しっかり感染経路を追えて対策できるようになることと、患者急増の予兆を感知し対応できることです。三番目は高齢者・脆弱な集団の保護ができること、四番目は個人職場の感染管理体制、五番目は施設・催し物や環境に応じた感染管理です。これらを踏まえて段階的に措置内容を緩めていくという話でした。

医師会「地域外来・検査センター」運営マニュアル

都道府県医師会や郡市区医師会が行政の委託を受けて行う医師会「地域外来・検査センター」の運営について、体制整備が進んできました。これは「帰国者・接触者外来」に相当するものです。当初は、国費と都道府県の負担は二分の一ずつといわれていましたが、その後、都道府県が負担する分に別の形で国費を充当し、全額国費にて実施する整理となりました。

そのため、厚労省文書には「都道府県医師会等に対して「行政検査を集中的に」実施する機関として地域外来・検査センターへの運営委託を行う」と明記されています。とはいえ、実際は「行政検査を集中的に」行うわけではなく、医療機関で医師が必要だと認めた患者に対して検査をしっかり行います。ただ、国費を投入するとなると、「行政検査」に関わるという文言を謳わざるを得ないということで、このような書きぶりとなった経緯があります。また、都道府県等が個人防護具などの配分を行う場合には、医師会「地域外来・検査センター」を優先的配分の対象としていただくなど様々な調整を重ねてマニュアルが仕上がりました。

医師会「地域外来・検査センター」では、検査対象とする患者の紹介を受ける地域の診療所などを事前に連絡先として登録します。少々面倒には感じる定めですが、国が「帰国者・接触者外来」の具体的な医療機関名を公表しないという姿勢を貫いていましたので、情報共有するためにあらかじめ登録した医療機関がよいということになりました。

医師会「地域外来・検査センター」運営にかかる経費は感染症予防事業費と国庫負担金から、設備整備費用は新型コロナウイルス感染症緊急包括支援交付金から賄われることになります。設備整備の費用には簡易診察室とそれに付帯する備品が含まれていて、コンテナによるボックス型の施設はこの交付金で設置が可能です。

民間の検査機関に依頼すると、検査結果が返ってくるまでに二〜三日を要する弊害があるという意見がありました。ただ、LAMP法(遺伝子の検出までの工程を一ステップ・一定温度で実施可能な遺伝子検出法。PCR検査と比べて感度は落ちるものの、反応が早いのでより短い時間で結果がわかる)を簡単に導入できるところが増えてきましたので、民間の検査機関に出さなくても大きな病院の検査部門などでも対応できるようになってきました。

他方で、これまでは症状がある方に限るのか、症状がない方も検査対象に含むのかがはっきりしていなかったのですが、「症状の有無にかかわらず」という一文を追加した事務連絡が近く発出されるはずなので、これで心おきなく検査ができるようになるという情報もありました。

また、主に感染症指定医療機関の医療提供状況などを把握するために、医療機関が現状の医療提供状況などの情報を国に報告し、その報告が自治体と共有されるＷＥＢシステムが稼働し始めました。四月二八日時点で、四〇〇〇件の病院が参加していました。行政が設置するのが基本ですが、医師会などが支援して設置する医師会「地域外来・検査センター」がこのＷＥＢ調査に協力することにより医療物資が円滑に供給される仕組みができました。医師会「地域外来・検査センター」への期待はとても大きなものでした。

アビガンの早期承認を

四月二七日、自民党の岸田政調会長と田村憲久政調会長代理を訪ねました。高齢者やリスクファクターの高い方には、早期にファビピラビル（アビガン）を投与できる体制をつくっていただきたいという要望のためです。投与禁忌、副作用、基礎疾患治療のため服薬中の他剤との相互作用などに十分に注意することを前提として、備蓄されているアビガンを活用し、入院初期のハイリスク者への投与を積極的に推進していくべきだと考えてのことです。

すると、その日の夜、厚労省から事務連絡「新型コロナウイルス感染症に対するファビピラビルに係る観察研究の概要及び同研究に使用するための医薬品の提供に関する周知依頼について」の文書発出の運びとなりました。

このアビガンについて、四月二七日、藤田医科大学へ登録すれば使えるという通知が厚労省から出ました。ただ、対象となるのは入院患者のみです。緊急時なので、条件付き早期承認に早く切り替えるべきだというのが私の考えでした。

病院経営悪化の懸念

四月三〇日、四病院団体協議会（一般社団法人日本病院会、公益社団法人日本精神科病院協会、一般社団法人日本医療法人協会、公益社団法人全日本病院協会）と一緒に、岸田政調会長と田村代理を訪ねました。医療機関の多くは、新型コロナウイルス感染症による院内感染を防ぐことを第一に考え、入院治療に重点を置いたこともあり、四月以降の外来・入院ともに患者数が減少していました。四月の診療に対する報酬が振り込まれるのは二か月後の六月です。六月以降に減収となり、もともと利益率が低い病院などの経営が悪化することが懸念されました。

この他、医療従事者の感染を防ぐために必要なマスクなどの物資不足を解消するため、国内企業による増産を進めることや、現在有効と考えられている薬を医療従事者に予防投与できるような検討を促しました。

二〇二〇年五月――病院経営悪化、深刻に

受診控え――外来・入院患者数の減少

五月一日、私は、四病院団体協議会と一緒に、加藤厚労大臣のもとを訪れました。四月以降、外来・入院ともに大幅に患者数が減少し、各地域で診療体制を継続できなくなる深刻な問題が生じていました。大臣には次のような話をさせていただきました。

(1)医療機関が経営破綻を起こさないよう、災害時と同様に前年度の診療報酬支払額に基づく概算請求を認めること。

(2)地域医療介護総合確保基金の執行残を含む不急の事業計画については使途を見直し、新型コロナウイルス感染症対策に優先的に配分すること。また、その際に新型コロナウイルス感染症患者の対応をする医療機関はもとより、後方支援する医療機関も存続できるよう、地域医療介護総合確保基金の使途を改めて拡大し、柔軟に運用すること。

(3)風評被害等により、外来・入院・救急等が不可能とならないよう適正な報道のあり方を検討すること。

(4)現状有効と考えられている医薬品について、積極的な医療従事者への予防投薬が行われるよう検討すること。
(5)国として、国内企業における感染防護具の生産増強が図られるような施策を実施すること。
(6)新型コロナウイルス感染症患者に対応している医療従事者が感染した場合の補償について国として十分な配慮をすること。

緊急事態宣言の延長

五月四日、安倍総理は会見の中で、緊急事態宣言を五月三一日まで延長すると発表しました。私たちとしてはすでに四月二八日の定例記者会見の時点で、医療崩壊を起こさないために緊急事態宣言の延長が必要であるとの立場を示しておりましたので、このときの総理の延長の判断は私たちの考えと一致するものでした。

ちょうどこの日は、午前中に加藤厚労大臣を訪れ、唾液を使用したPCR検査により医療従事者の感染リスクを減らすことが期待できるという話をして、研究の実用化に向けた申入れを行ったところでした。

同日に示された政府の基本的対処方針には、「政府は、事態の長期化も念頭に、マスクや抗菌薬の原薬を含む医薬品、医療機器等の医療の維持に必要な資材の安定確保に務めるとともに、国産化の検討を進める」との記述がありました。これは四月二〇日に梶山経産大臣にお渡しした、感染症の診療必需品などの国内生産を支援するため「日本物づくり企業合同対策本部（仮称）」の設置を求める要望書が反映されたものでした。

また、政府は、一週間以内に医療用物資の備蓄が尽きる見通しの医療機関のうち、新型コロナ患者受入れ医療機関やＰＣＲ検査のための検体採取を行う病院・診療所に対して、緊急配布を行っていましたが、これが五月中旬以降も継続されることになりました。日医としても、必要な物資を速やかに現場に届けることができる仕組みづくりに取り組んでいますが、政府と顔の見える関係を構築しながら協力して進めていけたことは大きかったと思います。

一つひとつ医療現場の声と向き合いながら、政府とともに解決に向けて奔走してきたものが少しずつ結実する場合もありますが、まだまだ課題は山積していました。そこで私たちは、五月を「新型コロナウイルス感染拡大防止〝継続〟月間」と位置づけ、国民と一体となって拡大防止のための努力を継続していくことにしました。

レムデシビルの承認

五月七日、レムデシビルが治療薬として承認されました。治療方針を確立していくことは、出口戦略につながっていきます。当初、アビガンのほうが社会的注目度の高い治療薬だったのですが、こちらは世間の期待とは裏腹になかなか承認が下りませんでした。早く承認すべし、という具合に総理も私たちと同じ考えでしたが、薬事法上のランダムチェックが終わっていないから承認できないという話でした。一方、レムデシビルは申請から三日という異例の特例承認となりました（第2章参照）。

唾液によるPCR検査への期待

五月一一日、東京都一五人、全国では四五人の感染者が確認され、死亡者数は二四人と報道され、地域の感染者数は減ってきていました。

北海道大学から唾液によるPCR検査データをご提供いただきました。これによりますと、発症後二週間以内のサンプルは、鼻と唾液のどちらの検体を用いても同様の精度であったというものでした。

他方で、唾液のウイルス量は鼻腔よりも五倍多いという米国の報告に対し、北海道大学の報告では唾液のウイルス量のほうが少ないという相反する結果でした。これは、米国では発症早期例が含まれている一方、北海道大学では一週間以上経過している症例であることに加えて、全例アビガンが投与されているという違いがありました。こういった相違を考慮して結果をみなければなりません。

唾液によるPCR検査の導入について、厚労省は先行的に二五例の検査をして、その結果如何で決めるという話でした。

唾液の採取は、自分で採取して一般の滅菌採痰容器に採痰する方法ですので、鼻腔や咽頭から検体採取する方法と比べて、医療者が感染するリスクは各段に低くなります。これまで感染防護具の不足により長らくPCR検査体制の拡充が進まない問題がありましたが、唾液によるPCR検査が利用できるようになれば、検査体制の拡充が期待できることになります。大きな前進のように思えました。

一方、五月一三日には、富士レビオの抗原検査キット「エスプラインSARS-CoV-2」が承認されました。検体については、当時は鼻咽頭ぬぐい液を対象としていて、データが揃えば唾液も対象に含まれるという話でした。唾液で抗原検査ができるのが一番よいので、より良い方向に検査体制の充実化が図られていると感じる朗報でした。

医療機関への財政支援を

五月一二日、全国知事会との意見交換を行いました。会議の中では、国民の気の緩みが起きることを懸念する声が上がり、都道府県間の移動について緊急事態宣言における特定警戒地域が残っている限り、なるべく控えるべきとの主張が多くありました。

また、四月三〇日に成立した補正予算で設けられた「新型コロナウイルス感染症緊急包括支援交付金」の弾力的な運用に加え、一・五兆円の予備費を活用することを求めていく意向が示され、また、医療機関の空床補償や危険手当などについても、第二次補正予算でさらに手当てすることを求めるとともに、医療機関については中長期的な支援が必要との認識で一致しました。

医療機関の経営は大変に深刻化していました。この頃、コロナ診療に尽力しているある病院では、月に五億円から一〇億円の赤字という話でした。また、直接的にコロナ患者の治療にあたっていなくとも地域医療の日常診療を支えている医療機関では患者さんの受診控えで経営が苦しくなっている窮状がありました。すべての医療機関が存続危機と直面しているという状況でした。地域医療が崩壊しないよう、早急に救済策を考えていかなければなりません。早く手を打たねば、六月と七月になると、資金ショートする医療機関が出てくると予想されました。

私は、自民党の「国民医療を守る議員の会」と医系国会議員の対策本部に強く働きかけて、五月に入ると第二次補正予算の打合せを始めていました。私の中では一〇億円規模の予算が必要だという考えで、その方法としては診療報酬と補助金もしくは交付金のハイブリッドになるだろうと思っていました。

五月一八日、私は、安倍総理と萩生田文科大臣、二階自民党幹事長を訪れました。このとき、永田恭介国立大学協会会長、横手幸太郎国立大学病院長会議会長、嘉山孝正新型コロナウイルス感染症に関わる課題対応委員会委員長、福井トシ子日本看護協会会長らも一緒でした。医療機関の窮状について説明申し上げ、財政的支援を求めました。

総理らとの会談の後、関係団体の方々と別れた私たちは、そのまま加藤厚労大臣のもとを訪れました。新型コロナウイルス感染症対策における有事の医療提供体制と、それ以外の平時の医療提供体制が車の両輪となり国民の生命と健康を守らなければなりません。四月以降、外来・入院とも大幅に患者数が減少していること、全国医学部長病院長会議の調査によると、二〇二〇年度末の各大学病院の損失の合計は約五〇〇〇億円にのぼると推計されていること、新型コロナウイルス感染症患者の受入れ病院では、受入れ一人あたり重症者では四〇〇万円、中等症者では二〇〇万円、軽症者は一〇〇万円の補助が必要だと試算されていること、福岡県医師会の調査によると、診療所においても一か月の診療報酬の総点数が三割減少していること、この状況が続くと四月の診療報酬が入金される六月以降の医療機関の経営は深刻であることといった様々なエビデンスを示しながら、総理らにお伝えしたように、日本の医療がいかに窮地に立たされているかを強く訴え、国民の医療を守るために財政支援を求めました。

第一波の収束——緊急事態宣言の解除

五月二五日、政府は前倒しで緊急事態宣言を解除しました。これに伴い、翌二六日に私たちは緊急記者会見を開き、四月一日に日医独自に宣言した「医療危機的状況宣言」も解除することを伝えました。こうして第一波の収束を迎えられたのは、感染の危険がある医療現場の最前線で奮闘してこられた医師をはじめ医療従事者の皆様の尽力あってのことでした。

新型コロナウイルス感染症の第一波流行は、日本と地理的関係が近く、経済的な交流も盛んな中国武漢市から始まりました。コロナの特徴としてとくに高齢者は高リスクといわれていましたので、超高齢化社会の我が国は感染拡大のリスクが高いのではという危惧もありました。しかし、諸外国に比べて患者数や死亡者数を大幅に低く抑えることができました。その背景には、清潔好き、律儀さ・公共の精神等の国民性をもつ皆様の協力といった「社会的要因」と、クラスター対策、ＩＣＵ管理など高い医療水準、国民皆保険制度などの「医療的要因」があると考えています。とくに、国民皆保険制度における医療へのアクセスの良さは、世界に誇るべき宝であることを改めて痛感するとともに、今後も守っていかねばと、このとき改めて決意を固くしたのを覚えています。

とはいえ、第一波の収束に安堵するのも束の間、第二波や第三波の襲来に備えて万全の準備を進めていかなければならないのは当然のことでした。とくに、個人用防護具（ＰＰＥ）などの医療物資の流通やＰＣＲ検査の目詰まりの課題は解決されたとはいえませんでした。緊急事態宣言下の医療体制について、医療現場や、日医をはじめとした医師会組織、病院団体、政府、都道府県等の役割を、国において早急に議論する場を設ける必要があると感じました。

報道では、「医療現場の崩壊」という論調が多くみられるようになりましたが、私たち医療現場の担い手にとっても現実味を帯びた深刻な問題として立ちはだかりました。院内感染への懸念から患者さんが受診抑制するようになり、それによる減収、ともすれば感染症患者を受け入れたことで一般医療が制限されて経営が苦しくなるなど、医療機関の経営難は顕著でした。そういった問題を抱えたまま、緊急事態宣言の解除の日を迎えることになりました。

第二次補正予算の閣議決定

五月二七日、第二次補正予算が閣議決定されました。「新型コロナ緊急包括支援交付金」が約二兆円規模で計上され、これを中心として、「地域医療確保支援」「診療報酬」の三本柱で対応し、それらを補完する形で優遇融資の拡充と、診療所・中小病院では他産業と同様に、雇用調整助成金の拡充や家賃支援給付金などの対応もなされることになりました。

三本柱の一つである「緊急包括支援交付金」の増額および対象拡大については、新型コロナ患者専用の病院や病棟を設定する医療機関の病床確保等の措置の他、医療機関で働く常勤の医療従事者に対する危険手当の支給を求めてきたところです。これが患者と接する医療従事者などへの慰労金として実現したことで、医療従事者全員が大変勇気づけられました。さらに、「新型コロナウイルス感染症対策における有事の医療提供体制」と「新型コロナウイルス感染症対策以外の平時の医療提供体制」は、車の両輪となって国民の生命と健康を守らなければならないことを主張してきました。これについては、有事の対応として新型コロナ疑い患者受入れのための救急・周産期・小児医療機関の院内感染防止対策、平時の対応として医療機関などにおける感染拡大防止などの直接支援が、それぞれ盛り込まれることになりました。

二つ目の「地域医療確保支援」については、マスク等の医療用防護具の相場が国際的に急上昇していることを踏まえ、その確保のための支援や、ＰＣＲ検査センターの設置・維持、抗原検査・抗体検査等の予算確保などを求めてきました。これについては、マスク、手袋などの確保が盛り込まれる見込みとなりました。

三つ目の「診療報酬による対応」について、第二次補正予算と並走して、新型コロナウイルス感染症の重症・中等症の患者への診療の評価や範囲の見直しが五月二五日の中医協で決定しました。しかし、感染患者を受け入れていない医療機関でも、施設内の動線の見直し、待合室の密集回避、頻回の消毒などの対策を講じているので、それについての十分な診療報酬上の手当も必要です。

総じてみて、第二次補正予算の内容は、医療現場の声を汲んだもので、高く評価できるものでした。

この第二次補正予算案は、六月一二日に衆議院を通過して成立しました。

二〇二〇年六月——検査方法の進展

唾液によるPCR検査、保険適用へ

五月、唾液によるPCR検査の導入が話題になりますと、保険適用はまだかといった問合せをいただくようになりました。唾液によるPCR検査は鼻咽頭ぬぐい液とほぼ同等の精度があることがわかってきていましたが、厚労省は慎重に検討を進めている様子でした。

そして、六月二日にようやく保険適用となり、唾液によるPCR検査が幅広くできるようになりました。唾液をとることは咽頭や鼻腔のぬぐい液をとることに比べると、はるかに感染の危険が少ないものです。なるべく多くの医療機関で検体を扱えるように、感染防護体制をとりながら進めていくことが必要になります。

検体採取については、当初シャーレにとるという話でしたが、標準的には遠沈用のスピッツに一ccほどとり、検査機関に出すことになりました。結果判明までの時間は、検査機関の方法により異なりますが、なるべく早く結果が出るような体制を構築していかねばなりません。スピッツを受け取るときは、サージカルマスクと手袋をしてもらい、検体はクールボックスなどに入れて提出することになります。

医療機関が、検査ができる医療機関として県と契約を結ぶ流れはこれまで通りですが、なかなか県が認めなかった経緯がありますので、手挙げしたところは医師会が集合契約を結ぶよう、仲介ができることになりました。手挙げした医療機関に完全防護の体制がとれていることを自己申告していただき、その用紙を医師会に提出する仕組みです。

すべての医療機関にお願いするということではありませんが、時間的・空間的に動線を確保し、サージカルマスクと手袋で検体の受け渡しをするという条件であれば、感染の拡大を防ぐ可能性は非常に高いので、なるべくその条件を整えたところで幅広く対応いただくのが良いと思われました。しかし、そのための契約などの流れがうまくいっているのかはまだ不透明な部分がありました。日本医師会としては、各々の地域を支援しながら情報収集を行い、しかるべき対応をしていくという構えでした。

抗体検査、三都府県調査

六月の第一週、厚労省は一万人を目標とする抗体検査を、東京、大阪、宮城で始めました。抗体保有状況の把握のためということで、三都府県を対象にそれぞれから住民約三〇〇〇人を性・年齢区分別に無作為抽出して行う血液検査で、ロシュ社、アボット社の検査システムを使って抗体の定量検査を実施するシステムです。陽性が出た場合には、全例について国立感染症研究所で中和試験をするというやり方で、かなり厳密に結果が判定できる、つまりは非常に抗体検査の精度が高く出る、しっかりとした判断ができることが特徴という話でした。

六月一六日には、この調査結果が明らかになりました。東京では約二〇〇〇人の調査での陽性率が〇・一%となっていました。大阪では、約三〇〇〇人調べて陽性率が〇・一七%でした。一方、宮城県では、何人を調べたかは示されず、陽性率は〇・〇三%と非常に低い値で、地域によってすでに感染している人の数にばらつきがあることが明らかになりました。

抗原検査だけで陰性判断へ

これまでは、抗原検査が「陰性」となった場合にはPCR検査も行い、併用判断をしていましたが、これまでの知見の集積によって、抗原検査が「陰性」であれば「陰性」として扱う形に見直されました。こうなりますと、医療現場で抗原検査の需要が増えるものと思われました。抗原検査を実施できるのは、これまでPCR検査を実施していたところに限定されていましたが、幅広く、医師会が仲介して集合契約を締結し都道府県と契約を結ぶことができれば、幅広い医療機関で抗原検査ができるようになりますので、これは非常に朗報でした。

六月一九日には、唾液検体を使う抗原検査が保険適用になりました。ただこれは、迅速診断の抗原検査とは違い、検体を機械にかけないといけないものです。富士レビオ株式会社のルミパルス(汎用機)にかければわかります。抗原検査ではありますが、精度は非常に高いといわれていました。そのための試薬が保険適用となったという話です。この機械を導入しているのは、全国で一〇〇〇医療機関程度だとのことでした。一台二〇〇〇万円くらいする機器と聞くと、導入を躊躇する病院も多いと思われるなか、一〇〇〇もの医療機関がすでに導入済みというのはとても心強くありがたい話だと思いました。

医療経営の窮状続く

六月九日、私は加藤厚労大臣を訪れました。新型コロナウイルス感染症の影響により厳しい経営状況が続いている医療機関等に対してさらなる支援を求めるためです。

新型コロナウイルス感染症患者を受け入れた医療機関では、重症・中等症の診療報酬上の手当がなされたものの、今もなお、経営が悪化し、苦しい状況に置かれていること、新型コロナウイルス感染症患者を受け入れていない、地域医療を面で支えている医療機関においても、医療機関内の動線の見直しや待合室の密集回避(レイアウト変更や予約システムの導入)、頻回の消毒等、これまでの感染症予防策とは異なる対応を実施していることなどを説明し、経営の不安定さの不安を払拭することで、医療現場では患者対応に集中して全力を尽くすことができるとして、そのためのさらなる救済を求めました。

2020年6月

次世代の看護師養成のために

将来の医療を担う次世代の看護師の養成においても、コロナ禍で様々な障害が生じていました。看護師などの養成学校では、コロナの影響を受けて授業や実習がやりにくくなっているという声が寄せられていました。とくに医師会立の看護師養成所、看護職の養成所、准看護師学校養成所などの卒業生は、地域の看護人材として定着してくれるという面もありますので、何とかしっかりと養成できるように図らねばなりません。遠隔授業の環境を構築するために必要な機材などへ支援の対象を広げてほしいということ。第二次補正予算の対象が学校法人、準学校法人立に限定されていて、医師会立の専門学校で学校法人でないところは対象とならないため、厚労省として学校法人以外のところをしっかりと手当てしてほしいということ。さらに、学生支援緊急給付金の対象についても、准看護師学校養成所は高校課程となり制約されており、准看護師の学校には十分な支援が受けられるようにしてほしいということ。このような現場の声を受け、六月一五日に文科副大臣、六月一六日には加藤厚労大臣を訪ね、医療を支える人材の養成・確保のための支援をお願いしました。

後回しになりがちな健診

特定健診（生活習慣病の予防のために四〇〜七四歳を対象に、メタボリックシンドロームに着目した健診）などは、通年実施なので年度内のいつ受診してもよいことになっています。ただ、事業主健診（労働安全衛生法に基づく定期健診）などは四月、五月に集中的に行われるのが通例で、二〇二〇年はそれがほとんどできていないという話でした。「三密」を避けるには、なかなか健診を実施しにくいという状況になっているものと思われました。

健診センターは、自治体が早々に集団検診を中止にすると決定したことで、個別健診に切り替えていくという話になっていました。健診は生活習慣病などの早期発見・早期治療を促すためのもので、これを受けないと病気に気づけないまま過ごしてしまう可能性も考えられます。患者さんの中には、予防接種や健診をどうしてこんな時期にするのかといったご意見もあると聞いていました。自粛になっている健診が実施されることと、そのことに国民の皆様の理解をいただけるよう、改めて会見で発信することにしました。

2020年6月

退任

日本医師会の役員の任期は二年で、私の会長の任期も二〇二〇年六月末に迫っていました。感染症パンデミックの場合、一定の周期で流行が繰り返されるという特徴があります。そのため、第一波はほんの序章にすぎず、その後におとずれる流行を見据えた中長期的な対策を講じていく指揮の継続性が重要になってきます。その意味では後ろ髪を引かれる思いもありましたが、二〇一二年から四期八年間務めた会長職を退くこととなりました。コロナ禍が続くなか、道半ばの退任でしたが、これからは、この半年間に得たものを踏まえ、ライフワークとする地域医療の現場から「かかりつけ医」として問題に向き合っていこうという決意を新たにしました。

第2章　新型コロナウイルス感染症政策を考える

日本医師会には医療現場から多くの声が届きます。それは悲鳴であったり、叱責であったり、提案であったりと様々なものです。現場の医療者は患者さんに最も近い存在であり、彼らは患者さんの生命と健康を守ろうと必死です。ですから、私たちのもとに届く声は、〝医療者からの声〟でありながらも、それは同時に〝患者さんの声〟でもあるのです。

今回の新型コロナウイルス感染症に関して届けられた声に応えるべく、私たち医療者自身で対応できることは日医会内にその体制をつくり、国の協力を得なければならないことはすぐさま大臣や官邸を訪ね、要望してきました。医療現場では、必死で患者さんを救おうとする医療者たちがいる。そんな医療者たちが患者さんの生命と健康を守ることに全力投球できる医療環境を整えるのが、医師会の社会的役割の一つでもあります。私は無我夢中で政界や産業界など関係各所を奔走し、理解と協力を求めるための働きかけを、何度も、何度も、続けました。しかし、その多くがなかなか解決しない、もどかしいものばかりで、二〇一二年から四期八年間日本医師会会長として務めてきたなかで、こんなにも無力感と葛藤を感じたことはありません。

私の在任中、新型コロナウイルス感染症に関する政府への要望書は、半年間で計一四通に及びます。同じ要望が何度も繰り返されていますが、そういうわけなのです。国に要望したからといってすぐに解決するわけではありません。医療現場の窮状や切なる声に対して、政府が理解を示していたとしても、膨大な文書が次々に発出される渦中に置かれた自治体や保健所に十分な周知が行き渡り、実際に国が示した体制が構築されるには一定の時間を要します。そして、ときに国の方針の中には行政、医師会、医療機関など地域医療の現場にとって無茶なものもあり、そのときは現場での対応を急いで再考しなければなりません。あらかじめ政策立案段階で、私たちは国と調整を図ろうと努めていますが、そこにも限界があると思い知らされます。

緊急時には判断も対応も迅速であることが極めて重要になってきます。本書において、私が経験した半年間のなかでの奮闘を時系列で記したのは、いつ、どのような問題が起き、何をしたかを明らかにすることで、もっと早く対応できたことがあったのではないかといった自らの回顧を社会的な検証素材として、我が国の感染症危機管理や公衆衛生の発展に役立てたいという思いからです。

人類の歴史は感染症の脅威とともにあり、新型コロナウイルス感染症の脅威がいつまで続くかわかりません。そして、未来を担う医療人たちの前にはまた新たな未知の感染症の脅威が立ちはだかることでしょう。

本章では、日本医師会会長として新型コロナウイルス感染症対策に携わった半年間の経験を振り返り、日本での感染確認から一年半あまりが経過した現状を踏まえて、私なりに辿りついた教訓と提言を記します。

1　PCR検査の二つの顔

医療か公衆衛生か

PCR検査には、二つの顔があります。診断と治療に必要な「医療としての検査」と、感染拡大防止のための「公衆衛生としての検査」です。「医療としての検査」は症状のある患者に対する病名診断とともに、最良の治療方法を選択するために必要な検査のことで、皆さんが「検査」と聞いて抱く一般的なイメージがこちらだと思います。もう一つの「公衆衛生としての検査」は、濃厚接触者の方などへの検査で、宿泊施設等で過ごすことをお願いして感染拡大防止を図るものです。

これらの検査の違いがうまく伝わっていないからなのか、第一波の頃は、ただ〝検査件数が少ない〟ということだけが注目されがちな印象を抱きました。確かに、当初は国立感染症研究所と地方衛生研究所のみの検査体制であったという脆弱なものでしたので、それを克服して検査体制を充実させて検査数を増やすことは急務の課題でした。

しかし、事前の準備が十分でないという現実を目の当たりにした初期の段階では、〝医療〟と〝公衆衛生〟両方の検査需要を一〇〇％全うしうる検査体制をすぐに立ち上げることは難しく、それには時間もかかります。限られた資源であることを考えると、まずは症状のある患者さんがＰＣＲ検査にきちんとアクセスできる体制を確保することが第一でした。つまり、ＰＣＲ検査体制が十分でなかった初期段階において、私たちがとくに注目したのは「医療としての検査」であり、これは診断して治療をするという本来の医療そのものです。

通常であれば、かかりつけ医が診察して検査が必要であると判断した場合、自院で検査をするか、高度な専門的検査であれば対応可能な医療機関に患者さんを紹介するという流れになります。しかし、新型コロナウイルス感染症の場合、ＰＣＲ検査が可能な機関は当初、国立感染症研究所と地方衛生研究所のみで、その後、検体の採取および診療のために「帰国者・接触者外来」が設置されたものの、その数は限られていました。そのため、当初は医師がＰＣＲ検査を必要と判断した場合であっても直接紹介することはできず、「帰国者・接触者相談センター」を介さなければなりませんでした。

この相談センターは設置後まもなくして対応力の限界から機能不全に陥ったため、そもそも電話が繋がらないこともしばしば、繋がっても国の基準に合わないからPCR検査は受け付けられないといって門前払いされる事例が相次いだことは周知の事実です。医師が検査の必要ありと判断した場合であろうと、一般の方からの問合せであろうとを問わず、一様に画一的に処理されていました。そして、相談センターにおいて検査の要否を判断していたのは医療者ではなく、事務方というのが実態でした。「公衆衛生としての検査」を選別するためであれば、画一的な基準に基づく対応としてはこれで良いのかもしれませんが、「医療としての検査」の要否を医学の専門家である医師が判断したのに検査できないというのでは、患者さんが適切な医療を受ける途を閉ざすことになります。

私たちは加藤勝信厚労大臣や安倍晋三総理との会談の際には、感染者の早期発見と診断(二〇二〇年二月二四日)、「帰国者・接触者外来」のさらなる整備とその補助(同日)とともに、医師の判断によるPCR検査を確実に実施する体制の強化(二月二七日)を求めました。

検査数はなぜ伸び悩んだのか

二〇二〇年三月六日になって、ようやくPCR検査の保険適用が決まりました。これにより、医療機関が民間の検査機関等に直接依頼を行うことが可能となり、民間検査会社等の検査能力のさらなる活用が図られることになりました。

さらに、新型コロナウイルス感染症の診断における鼻咽頭ぬぐい液および唾液の有用性について、発症から九日以内であれば両者で良好な一致率が認められるとの研究結果が示されたことを受けて、同年六月二日には、症状発症から九日以内の方については唾液PCR検査が可能となりました。鼻咽頭ぬぐい液を検体として採取していた頃は、検体採取の際に医療者が感染する危険性があり、医療防護着などの感染防護を備え、なおかつ安全に採取する技術的な能力をもつ医療者がいることが必要でした。このことが検査体制の充実化の障壁となっていました。唾液の場合、患者ご自身で採取することができますので、検体採取に伴う感染拡大のリスクが大幅に低減します。

ところが、それでもPCR検査数は伸び悩みました。全国的なPCR検査数の伸び悩みに対し、国からの協力要請を受けて、地域の各医師会が地域外来・地域検査のための場所（集合外来・集合検査場）の設営と運営を担うことになりました。これが医師会「地域外来・検査センター」です。

振り返ると、第一波の初期につくられたPCR検査体制は、「医療としての検査」と「公衆衛生としての検査」の両方の需要に応えようとする仕組みであり、窓口を「帰国者・接触者相談センター」に限定したことは問題だったように思います。その教訓から、のちに医療機関から直接「帰国者・接触者外来」に紹介してPCR検査にアクセスできるルートが設けられました。しかし、これで解決できると安堵したのも束の間、その後も医師が検査を必要としたのに相談センターから受け付けてもらえないという話が途切れることはありませんでした。そして、保険適用となった後も、唾液による低い感染リスクでの検体採取が可能となっても、医師会「地域外来・検査センター」が創設されてからも、検査数は伸び悩みました。

一度地域に定着してしまうと、その後に対応体制を変えても、その普及と適応のための時間がかかってしまうことを目の当たりにした気がします。何より、国において検査体制をコロコロ変えると、地域医療の現場にとって負担になることはいうまでもありません。つまりは、初期の段階でいかに有効な検査体制を立ち上げられるかが、最も肝心なのです。今回の経験は、次なる感染症パンデミック対策に活かすべき多くのことを教えてくれています。

２　防護具不足による医療崩壊の危機

感染防護具が足りない

新型コロナウイルス感染症の症状は主に発熱、咳、疲労感、その他には頭痛や結膜炎、のどの痛み、下痢、味覚・嗅覚異常等の症状が報告されています。ただ、このような症状があるからといって、実際に感染しているかどうかは検査してみないとわかりません。一方で、全く症状がなくても感染している可能性もありますので、すべての医療機関は来院患者さんが新型コロナウイルス感染症に感染している可能性があることを考慮して、院内の感染対策を徹底することが必要となっていました。

通常は眼・鼻・口を覆う個人防護具（ＰＰＥ：Personal Protective Equipment サージカルマスク、フェイスシールド、キャップ、ガウン、手袋など）を装着することが求められていますが、第一波のときはこれらの物資不足が通常医療の現場でも感染症医療の現場でも大きな問題となりました。

マスクについては、第一波の市中感染が始まる前の二〇二〇年一月から、すでに不足の問題が地域医療の現場で浮上していました。そして二月に入るとより深刻になってきました。私たちは、二月一四日に、手袋、ヘッドカバー、サージカルマスク、フェイスシールド、長袖ガウン、消毒薬などの備蓄と分配を加藤厚労大臣に、さらに同月二七日の安倍総理との会談でも、医療現場における個人防護具、消毒薬などを含めた医療資機材の確保と迅速な配備を重ねて要請しました。

そして、三月一三日、政府が「新型コロナウイルス感染症に関する緊急対応策(第二弾)」に基づき、医療機関向けマスク一五〇〇万枚を国で一括購入し、必要な医療機関に優先配布するなどの対応が行われるようになったのは非常にありがたいことでした。

しかし、その後も医療現場ではサージカル・N95などの医療用マスクや、フェイスシールド・ガウンなどの防護具の不足が極めて深刻な状況であることが、地域医療の現場から私たちのもとに寄せられていました。医療機関において患者さんを診るにあたり、感染防止のために不可欠なものですので、事あるごとに、早急に配備できるようさらなる配慮を求めました。

四月に入っても、物資不足の問題は依然として解消されませんでした。むしろ、新型コロナウイルス感染症患者を診療する医療機関では、PPEが不足しているために医療崩壊に直面するという、より深刻な状況でした。新型コロナウイルス感染症患者が急激に増加しているにもかかわらず、医療現場では防護具の不足のために、その対応ができないところが増えていました。防護具がないままに診察を続ければ、その施設や周辺でクラスターが発生し、患者さんや施設入所者、ひいては医療従事者が感染してしまうことで、医療崩壊が起きてしまいます。

日医総研の試算によると、最終的には二〇〇〇万セット／月（一人の発熱患者に対して最初に最低三人が関わり、この状況がそれから一年間続くと想定。救急隊員や治安を維持する警察官や安全保障を担う自衛隊分も含む）必要になるということでしたので、四月一〇日の西村康稔経済再生担当大臣との会談の際にはそのような具体的な数値もお示ししたところ、国としても、できる限りの対応をしたいと前向きなコメントをいただきました。

医療界の団結と協力だけでは解決できない

医療界で解決して乗り越えられる問題であれば、私たちは自ら主体的に動きます。日本医師会は全国四七都道府県医師会とさらに地域に密着した八九〇の郡市区医師会という三層構造になっており、地域医療の現場の声を政策に反映する仕組みをもっています。さらに、私たち日本医師会と、日本病院会・全日本病院協会・日本医療法人協会・日本精神科病院協会で構成する四病院団体協議会（四病協）が一致団結する場面もあり、新型コロナウイルス感染症対策でいえば、二〇二〇年五月一日に四病院団体協議会と一緒に、加藤厚労大臣のもとを訪れ、四月以降、患者の受診控えにより外来・入院ともに大幅に患者数が減少し、各地域で診療体制が継続できなくなるおそれがあるという深刻な問題の解決に向けた議論をしました。

医学会との関係でいえば、日本医師会の中には日本医学会があり、学術と実践を融合させた組織体制になっています。その他の各種学会等とも連携しています。例えば、二〇二〇年四月に立ち上げた「日本医師会COVID-19有識者会議」や、同年五月に発出した日本獣医師会との「新型コロナウイルス感染症禍を踏まえた「ワンヘルス」の実践に関する共同声明」などはその一例といえます。このように医療界の団結と協力により問題解決できることは、自主的に取り組んでいます。

しかし、殊、感染防護具などの物資不足の解決は、医療界の団結と協力だけでは乗り切れない類の話ですので、まずは、とにかく政府に対して再三にわたって事の重大さをお伝えして、国民の生命と健康を守るためにいかに重要なことであるかについて理解を求めるのが先決だと考え、注力していました。ただ、付け焼刃の対応で一時的に乗り切るのには限界があります。我が国における感染防護具の生産体制は海外に依存しているのが実情だったからです。そこで、次のステップとしては、どうにかして産業界の理解と協力を得て国内企業による増産を進めていただけないかと思い悩んだものです。

産業界との連携体制の確立へ

その第一歩となったのが、四月二〇日の梶山弘志経済産業大臣との電話会談です。私はそこで、新型コロナウイルス感染症の診療における必需品等の国内生産を支援するため、「日本物づくり企業合同対策本部（仮称）」の設置を求める要望書を、梶山大臣にお示ししました。医療用マスクなどの感染防護具について、政府が必要な医療機関に優先配布する他、さらなる増産体制の整備を行っていることに感謝の意を表しつつも、医療現場ではいまだに防護具が不足しており、危機的な状況にあると伝えました。その原因として、①医療資材等を輸入に頼っている、②国内生産は、需要がピークを過ぎれば過剰設備になりかねないという懸念が、企業を慎重にさせている、ということを挙げたうえで、新型コロナウイルス感染症が収束しても、次の新たな感染症がいつ発生してもおかしくないことを考えれば、国民の生命と健康に直結する医薬品・医療機器や衛生用品等を国内生産で賄う体制整備が必要だと理解を求めました。その具体策としてお示ししたのが、「日本物づくり企業合同対策本部（仮称）」の設置でした。これに対し、梶山大臣も協力して対応していくとして、とくに都道府県へ送付後の流通状況について把握するなど、さらにきめ細やかな対応が必要との認識で一致しました。日本医師会では、会内事務局に「医療物資プロジェクトチーム」を設置し、青写真を徐々に具体化していきました。

第一波という感染拡大初期段階では、事態の重大さはなかなか予測が難しいので、企業にとってみれば、今、目の前で起きている感染防護具の需要がいつまで続くのか、短期的に収束するかどうかわからない状況下では不採算事業と捉えてしまい、新規参入や国内生産への切り替えに二の足を踏むのも無理ありません。今回第一波を乗り越えることができたのは、理解ある多くの企業の皆様のおかげだと思います。ただ、企業の協力に頼りきりでは、将来、同じような感染症パンデミックが起きたときに、同様の問題が繰り返されるように思います。

米国では、コロナ感染患者急増に伴う人工呼吸器の不足を打開するため、「国防生産法」に基づき、大統領が米国大手自動車メーカーに対し人工呼吸器の生産を命じたと報道されていました。ワクチンについても、大統領がファイザーとモデルナの両社に対して同法を発動して供給を加速させたという報道もありました。

将来的なことを考えると、今後、我が国においても、諸外国の事例を参考にしつつ、緊急時には国が企業をバックアップして国内生産に切り替えていただく体制を可能とする法整備が必要であると思います。

3　コロナ医療と通常医療を両立させる医療提供体制の再構築

脆弱な感染症医療提供体制

中国武漢市から始まった新型コロナウイルス感染症は世界各国へと広がり、日本では二〇二〇年一月一五日、中国武漢からの帰国者の感染が確認されたのが国内一例目です。

その後も世界各地で感染拡大が進み、一月三〇日には世界保健機関（ＷＨＯ）によって緊急事態宣言がなされました。我が国においてもさらなる感染者数増幅を想定して、医療提供体制の再構築を急がねばなりませんでした。

感染症患者の医療提供体制については、感染症の分類に応じて対応する医療機関があらかじめ指定されています。具体的には、特定感染症指定医療機関は全国で四施設（計一〇床）、第一種感染症指定医療機関は五五施設（計一〇三床）、第二種感染症指定医療機関は五三五施設で、そのうち感染症病床を有するのは三五一施設（一七五八床）、結核病床（稼働病床）を有するのは一八四施設（三五〇二床）です（二〇一九年四月一日時点）。

新型コロナウイルス感染症は指定感染症（2類相当）と位置づけられました（一八三ページ参照）

ので、機械的にみれば、第二種感染症指定医療機関のうち結核を除く三五一施設(一七五八床)が感染者を受け入れることになります。

しかし、感染者数が増えると、あっという間に医療体制が逼迫してしまうのは明らかでした。指定医療機関の中でさらに感染症病床を増やすとともに、指定医療機関以外の医療施設にも感染患者を受け入れてもらえるよう体制を整えていく必要がありました。

一方、感染しているかどうかを判断するためのPCR検査体制を充実させるべく、二〇二〇年二月一日、厚労省は検査対象の選別のために「帰国者・接触者相談センター」を、検体採取と診療のために「帰国者・接触者外来」を新たに設置する方針を示しました。

しかし、それから半月が経っても、患者の受入れ体制の確保は難航し、「帰国者・接触者外来」の指定が進まないといった事態が起きていました。

そこで、二〇二〇年二月一四日、私たちは政府に対し、医療提供体制の再構築のために必要なこととして、次のことを挙げて国の対応を求めました。

「帰国者・接触者外来」の指定が進まない原因の一つとなった感染防護具などの物資不足については、前述したように、日医から政府に働きかけて産業界と連携した医療物資増産等サポート体制が構築されることになりました。今回だけでなく、今後の緊急時には、国内生産体制に切り替え、安定的な供給体制が確保できるような仕組みが必要です。

また、物資の確保にあたっては、どこに何がどのくらい不足しているのかを具体的に把握することが先決です。二〇二〇年三月から、厚労省と内閣官房ＩＴ室により、病院の稼働状況、病床や医療スタッフの状況、人工呼吸器等の医療機器やマスク・防護服等の医療資材の確保状況等を把握する動きはありましたが、五月雨式に、国から都道府県に対して通知で依頼し情報収集をしている状況でした。

その後、二〇二〇年度第一次補正予算、第二次補正予算を活用して、全国の医療機関の医療体制関連情報を迅速に収集するシステムの開発運用が始まり、同年一一月にこれらの情報を都道府県が一元的に把握し、各医療機関を支援する「新型コロナウイルス感染症医療機関等情報支援システム」(G-MIS：Gathering Medical Information System on COVID-19)が構築されました。各医療機関が情報を入力すると自動集計され、自治体等に提供されます。また、医療用物資が必要な医療機関は一定の条件のもとで各都道府県や国に対して緊急配布を要請することができるSOS機能が備わっています。広域災害・救急医療情報システム(EMIS：Emergency Medical Information System)との入力情報の重複などまだ課題もありますが、このような日々進歩改善されている政策もあります。

なお、「帰国者・接触者外来」という名称は、当初、検査対象が渡航歴のある者に限られていたことからきたものです。市中感染が始まれば渡航歴は関係なくなります。渡航歴のない国民にとってのわかりにくさもあります。時間を経て途中での名称変更は現場に混乱をきたすので、当初から国民にわかりやすい名称にすべきだったと思います。

陽性者はすべて入院という不都合——医療の本質と乖離した行政判断

七四ページで述べましたが、多くの自治体では重症軽症問わず、すべての陽性者を入院させていました。その結果、病院はたちまちベッド不足に陥りました。入院勧告は知事の権限です。ただ、無症状や軽症なのに入院するのは、医療者の目からみれば奇妙な光景でした。医療は限られた社会的資源です。法律上権限行使が可能とはいえ、入院医療を必要とするかどうかということが十分に考慮されないまま、医療の本質と乖離した行政判断がなされたことは問題に思うのです。私たちは政府に対し、今後さらに重症者数が増えることを想定して、無症状や軽症の方々には病院以外の施設で療養していただく仕組みに見直すよう求めました。

入院・宿泊施設・自宅療養の仕組みへ

のちに、六五歳以上の高齢者など重症化リスクの高い方々は入院、無症状や軽症の方々は宿泊施設や自宅で療養する仕組みとなりました。ただ、急な方針転換ゆえに、協力してくれる宿泊施設の確保には一定の時間を要しました。宿泊施設にとって、感染者が滞在する施設と知られては風評被害から営業不振に陥るおそれがあるため、その分宿泊費用を上乗せした額の支払いを行政に求める例もあり、宿泊施設側と行政との間で金額交渉が難航するケースもあったと聞いています。これは今後、事前に準備すべき教訓の一つといえるでしょう。

また、無症状や軽症の方々が宿泊施設や自宅で療養する仕組みは、法的に位置づけられたものではなかったため、自治体の「宿泊療養・自宅療養」の要請に応じてもらえない例があることが問題視されていました。今回のみならず今後、また何か感染症パンデミックの事態となった場合においても、この仕組みを稼働させるには法律上の根拠を明確にする必要がありました。

これを受けて、二〇二一年二月三日、緊急事態宣言下において、国会で新型インフルエンザ対策特別措置法、感染症法、検疫法それぞれの改正法案が成立し、二月一三日から施行されましたが、この感染症法改正により宿泊施設・自宅療養の法的整備が図られたことは、今回の教訓を生かした意義深いものであるといえます。ただ、罰則を設ける必要はあったでしょうか。

当初の改正感染症法案の中には、入院や疫学調査の拒否等に対する罰則として懲役や罰金といった刑罰が盛り込まれていました。最終的には、与野党協議を経て、過料に修正されるに至ったものの、その過程では各方面で賛否両論の物議を醸しました。例えば、全国知事会や経団連のように罰則の導入に前向きな意見もあれば、現場で直接感染者などとの関わりをもつ保健所や医学・医療関係者は慎重さを求めました。罰則規定を設けたことで、課題は残ったと思います。

患者にとって最善の医療というのは、医師と患者の信頼関係があってこそ成り立ちます。法律を遵守してさえいればしっかりとした医師・患者間の信頼関係が構築されるかといえば、現実の医療現場ではそうとはいえません。逆に悪くする場合もあります。ましてや、入院などを罰則で強制するのではなく、信頼関係のもとで十分な説明を尽くして理解と協力を得ることが大切です。それは、感染症パンデミック下でも同じではないでしょうか。入院などを拒否する方々には、何らかの理由があると思うからです。そこに耳を傾けることが大切であって、罰則を科して、感染症パンデミックという社会的な問題を患者一人の責任として負担を背負わせるべきではないと思うのです。

規律すべき必要性や重要性、影響力を吟味して、国の法律など法的拘束力のある「ハード・ロー」と、ガイドラインなど法的拘束力をもたない自律的規範である「ソフト・ロー」を適切に使い分けることができているか。罰則を付けて法律で規定する「ハード・ロー」のみに偏らず、ガイドラインなどで協力を得るものをも駆使して、なるべく本来の医療に則った仕組みづくりをすることが重要であると考えます。

宿泊施設・自宅療養患者への健康支援

検査陽性となった軽症者などは宿泊施設や自宅で一四日間の療養を余儀なくされ、それによる心身の疲労は計り知れないと思われました。宿泊施設で療養されている方々については、後述するように、日本医師会からＪＭＡＴを派遣しての健康支援を担ってきました。

また、自宅療養の患者の方々については、私はかかりつけ医が担う役割の一つだと考えています。年齢や性別といった基本情報や検査・投薬などの診療情報は医学的判断のうえで必要不可欠なものですが、それだけでは患者さんにとって最適な医療とはいえない場合があります。患者さんはそれぞれに社会生活環境、家族構成などが異なり、個性も様々ですし、療養を考えるうえではこれらも重要な判断要素です。かかりつけ医は、医療と社会の双方から総合的に考慮し、患者さんにとってのベストを一緒に考えるのが仕事です。病気の予防や治療について何かあったときに、ふと相談でき、患者さんにとって信頼できる存在となります。感染症パンデミック禍の予防、診断、ワクチンを受けるべきかどうかなど、緊急事態宣言となればとくに人とのコミュニケーションが希薄になって不安を抱え、心身の健康に影響するものです。私は、多くの国民の方々に日頃からかかりつけ医をもつことを推奨しています(かかりつけ医についでは第3章参照)。のちに、各地で自宅療養者への支援を具体化する医療提供体制がつくられました(後述)。

民間病院がコロナ患者を受け入れないのが悪いという風潮

二〇二一年一月、二度目の緊急事態宣言が出るか出ないかといった頃だったと思います。第三波では、第一波や第二波を大幅に超える感染者が発生し、しかも重症者の占める割合が多かったため、患者の受入れ体制の確保がこれまでになく困難になっていました。世間では、民間病院が受け入れないのが悪いという風潮が起こりました。

ここにはいくつかの誤解があります。まず、民間病院でも新型コロナウイルス感染症患者を受け入れている病院はあり、私の病院もその一つです。次に、ひとえに医療機関といっても、診療所や病院、病院の中でも感染症指定医療機関、高度医療を提供する特定機能病院、かかりつけ医などと連携して地域医療の確保を担う地域医療支援病院、災害拠点病院など地域における役割や機能、規模や院内設備なども様々です。各地域では、公立公的病院か民間病院かといった属性にとらわれず、地域における役割や機能に応じた医療提供体制をつくっています。例えば、高度医療を提供する入院施設をもつ病院の場合はコロナ患者さんを受け入れる素地がありますが、そうでない場合、症状が安定した患者さんを受け入れる後方病院としての関わりや、宿泊施設や自宅療養の方々への医療に貢献するなど、コロナ医療への関わり方は多様です。新型コロナウイルス感染症患者の受入れ可能医療機関をあえて属性別でみるならば、人口一〇〇万人未満の構想区域(地域における病床の機能の分化および連携を推進するための基準区域)では公立公的病院の占める割合が多く、人口一〇〇万人以上の構想区域では民間病院の占める割合が大きいという状況です。さらに受入れ可能医療機関のうち受入れ実績でみると、公立公的病院と民間病院はほぼ同数です。

新型コロナウイルス感染症患者を受け入れるためには、単に入院病床があるというだけでは足りず、ウイルスや細菌が外部に流出しないように気圧を低くしてある陰圧室を備え、ＥＣＭＯやＩＣＵ管理などの医療設備、感染防護具などの物的資源、感染症医療に精通した医師・看護師・臨床工学士などの医療従事者を確保し、院内クラスター発生防止策として、病院入口を制限して来院者の検温を実施するとともに院内の動線を分け、換気や消毒をまめに行うなど、細かなことまで含めると挙げきれないほどの準備と対応が必要です。感染症指定医療機関では、もともとこのような準備が行われていましたが、今回の新型コロナウイルス感染症流行に際して指定医療機関以外の病院が同レベルの受入れ体制を整備するとなると、時間と労力、費用を要し、緊急時の混乱のなか一朝一夕で体制が整えられるものではありません。

私が理事長を務めるヨコクラ病院は民間病院ですが、新型コロナウイルス感染症患者を受け入れています。幸い、私の病院では院内でクラスターは発生していません。実際に患者を受け入れてわかるのは、感染防護具をはじめとした医療材料などの消耗、動線の分離に伴う他業務への影響、そして何より病院スタッフ、とくに直に患者さんに接する担当職員の精神的な不安は予想以上だということでした。(特定機能病院でも地域医療支援病院でもない)地域の一般病院でも近隣で感染者が発生すれば対応すべきという気持ちはもっていても、現実に受け入れるとなると、自分の家族への感染を考えて不安だったようです。幸い院長を筆頭に担当者で幾度も感染予防の手順を徹底したことで、患者さんが退院する頃には不安は落ち着いていたようです。機能として想定されていない医療機関での感染症患者受入れはスタッフの努力に負うところが多く、実際には思いがけないことも多々起こります。したがって、感染対策の準備はすべての病院や診療所、そして介護施設で重要です。

諸外国と我が国の病床数を比較して受入れ体制の問題を指摘するご意見もありますが、前述したように、病床があればできるというものではありません。ちょうど、台湾医師会や台湾CDCの方々に、台湾での新型コロナウイルス感染症の医療対応の話を伺う機会がありましたので、尋ねてみました。台湾では患者の受入れ体制がしっかりしていて、その時点で院内クラスター発生は一件もありませんでした。彼らが言うには、二〇〇三年の中国南部の広東省を起源とした重症急性呼吸器症候群（SARS）の集団発生を契機に、それ以降およそ二〇年かけて人的にも物的にも病院の受入れ体制を準備してきた、今回の成功はその準備の成果だということでした。諸外国が数十年単位で準備してきたことを、一年足らずで対応できるわけはなく、隣国でのSARSに対して当事者意識をもたず、対岸の火事として真摯な準備をしてこなかった、我が国の明らかな準備不足といえます。

我が国における医療は、地域医療を中心に発展してきたという特徴があります。一方、感染症指定医療機関は感染症法に基づいて整備されてきたので、地域医療に根づいた医療提供体制とはいえませんでした。そのことが重症者数が急増したときに、指定医療機関以外の医療機関に入院医療を確保するという体制転換の一つの壁になったと思われます。後述のとおり、コロナ医療と通常医療の両立を目指した地域医療に根づいた医療提供体制づくりが大切と考えます。

病気はコロナだけではない――「コロナ医療」と「通常医療」の両立が重要

私は日本医師会会長を務めた四期八年の間、「地域医療を守る」ことをモットーにしてきました。医療の原点は、地域医療です。それぞれの地域において、人口構造や疾病別の罹患率などの医療需要、医療機関や医療者の数といった医療資源など異なる事情があり、その中で医療機関はそれぞれに地域における役割と機能を果たしています。

世間では、コロナ患者を受け入れていない医療機関はコロナ対応に携わっていないと受け止められ、非難される風潮があります。しかし、感染症対応には、重症者に対して高度医療を提供することだけではなく、予防・診断・治療といった一連の医療すべてと、非感染者への感染を防ぐための院内感染対策といった公衆衛生上の対応も含まれます。そのため、すべての医療機関は各々の地域における役割や機能を果たすなかで、様々な形で新型コロナウイルス感染症対応に携わっているというのが正確だと、私は思います。

病気はコロナだけではありません。コロナ感染患者さんの命も、それ以外の病気を抱える患者さんの命も、等しく平等であり、コロナ禍だからコロナ感染患者が優遇されるということはなく、分け隔てなく、医学的な見地から重症度や緊急度などを考慮して判断するものです。

大切なのは、「コロナ医療」とそれ以外の疾病に対する「通常医療」を両立できる医療提供体制の構築です。

我が国の医療は、一医療機関がすべてを引き受けるのではなく、地域全体で各々の医療機関が相互に連携しながら行うという「地域完結型医療」の理念のもとで成り立っています。そして、多くの場合、大規模病院が高度急性期医療を提供し、中小病院は地域住民に密着した医療を提供するという役割分担をして、急性期、亜急性期、慢性期療養といった一連の切れ目のない医療体制を構築しています。とくに、五疾病五事業（五疾病＝がん、脳卒中、急性心筋梗塞、糖尿病、精神疾患、五事業＝救急医療、災害時における医療、へき地の医療、周産期医療、小児医療）については、地域全体で支え合うという医療提供体制が医療法のもとで構築されています。

しかし、殊、感染症医療については、もともとこのような「地域医療」の理念のもとでの医療体制が整備されておらず、指定医療機関という一部の専門医療機関が担うことになっていました。

今回、新型コロナウイルス感染症流行下において重症感染患者の入院確保の壁には様々な要因があります。通常医療の場合、入院患者を受け入れた後に容態が急変しても急性期病院に搬送して対応してもらい、軽快すると退院してかかりつけ医のもとに戻ってきて、その後の療養にして定期的な受診を通じて見守るという循環があります。これが地域医療です。

しかし、新型コロナの場合はもともと指定医療機関に限った医療提供体制でしたので、例えば、とある中小病院が入院患者を受け入れる英断をしたとしても、その後容態が急変した場合に受け入れてくれる人工呼吸器等で管理できる急性期病院がないということは起こっています。そうなると、自院のみで医療を完結できなければならないことも含めて受入れ判断をすることになると思いますが、多くの場合、断念せざるを得ないという苦渋の決断を迫られることになると思います。

なぜなら、我が国の医療提供体制は、一医療機関ですべての医療が完結するという完結型の医療ではないからです。各々の医療機関がそれぞれの専門性を発揮して、地域における役割と機能を果たしながら、地域全体で患者の生命と健康を守るという「地域医療」が根づいています。新型コロナ医療であっても、急性期患者の受入れは難しいが、急性期病院から症状が安定した患者を受け入れる後方病院としてならば自院でも対応できるという医療機関は数多くあります。大切なのは、関わり方を考えていくことです。

そのため、新型コロナ医療についても、通常医療と同様に、地域の各医療機関がそれぞれの役割を果たし相互に連携して患者に医療を提供するという「地域医療」の理念に基づく体制をつくること、すなわち入院、急性増悪時の転院、軽快退院、療養といった一連の循環を停滞させない仕組みを、地域あるいは全国的規模で構築することが重要と考えます。一医療機関に責任を負わせ非難するのではなく、大切なのは、「地域医療」が正常に循環できるような仕組みをつくること、これは地域全体の問題であり、ひいてはその地域医療を支える国のバックアップの問題であると思います。

また、感染患者を受け入れるにあたり、地域住民の理解が得られないという話も聞きます。中小病院であればあるほど、地域住民のかかりつけ医となり、地域密着の医療を提供していますが、患者さんの中には、感染患者を受け入れるなら、もう来ないという方もいると聞きます。そのこともあり、長年かけてつくられたかかりつけ医と患者の信頼関係が破壊されることを躊躇して、通常医療を通して医療に貢献することを選択する医療機関もあると聞きます。入院患者の受入れは、医療機関や行政の問題のみならず、地域住民の方々の理解と協力があってこそうまく機能するものであるという視点も重要です。

自宅療養患者への診療体制の強化

新型コロナウイルス感染患者さんの医療として、入院・宿泊療養・自宅療養という重症度などに応じた段階的な体制が整備されるなか、第五波ではとくに自宅療養者数の急増が注目されました。二〇二一年八月二五日時点で、全国の感染者数が約二〇万人、そのうち自宅療養者（社会福祉施設等を含む）は約一一万人で、全体の半数を占めています。自宅療養者数が最も多いのは東京都で約二万五〇〇〇人、次いで神奈川県と大阪府が約一万五〇〇〇人、千葉県と愛知県が約一万人、福岡県は約八〇〇〇人という状況です。第一波の頃（二〇二〇年四月二八日時点）には、全国の感染者数八七一一人のうち自宅療養者数は一九八四人であり、主に首都圏と大阪府などの一部に集中していましたので、第五波は第一波の頃とは桁違いで、しかも全国的な問題となっています。

多くの地域では、保健所が自宅療養者などの健康観察の窓口となっていますが、対応力を超える負担を抱えて逼迫し、電話が繋がりにくかったり、十分な健康観察が行き届かなかったりという状況があります。自宅療養は、軽症や無症状の方々を対象として行われるものですが、のちに重症化する可能性もあるため、定期的な健康観察を通じて重症化を早期発見するとともに、入院医療につなぐことが求められ、とくに入院先調整中の方々については迅速に入院先を確保できるよう入院医療体制の強化という問題も解決しなければなりません。また、たとえ軽症や無症状の方々であっても、生活も含めて様々な不安や孤立感を抱えていらっしゃいます。

その不安や孤立感は、医師や看護師が常駐する宿泊施設とは違って、自宅療養者の方がより深刻と思われます。保健所逼迫の影響で十分な支援が行き届かない不安や孤立感に耐えられず、救急車を呼び、それが入院病床の逼迫につながる例もあるそうです。ただ、コロナに感染して高熱が何日も下がらない患者さんたちの置かれた状況を考えると、自宅で不安や孤立感を感じて助けを求めたいという思いにもなるのは当然のことです。

そこで、私たち医療者が、自宅療養中の方々への健康観察や診療を通して、まずはその不安に寄り添うことが大切であります。そして、患者さんを孤立させず、医師や看護師などの医療者や、自治体・保健所などから見守られていると、患者さんが安心できるような医療を届けることが求められます。すでに全国各地では、自治体、保健所、医師会、訪問看護ステーションなどが連携して、自宅療養の患者さんに対して定期的な健康観察を行うとともに、電話・オンライン診療も活用しながら、重症化の兆候を早期に発見し、速やかに必要な医療につなぐ仕組みづくりが、それぞれの地域の実情に応じて行われています。

例えば、自宅療養者数が最も多い東京都では、自宅療養中の方々を医療面と生活面からサポートする「自宅療養者フォローアップセンター」が設置されています。医療面では、ＬＩＮＥを活用した健康観察、看護師などによる二四時間体制の電話医療相談、パルスオキシメーターの配送などが行われています。さらに、都は、体調が悪化した自宅療養者が地域の医師などによる電話・オンライン診療、往診などを速やかに受けられるよう、都医師会・地区医師会・訪問看護事業者などの連携による、地域の医療提供体制の実情に応じた自宅療養者向け医療支援システムの構築を進めています。

神奈川県は、地域の医師や看護師らが見守る「地域療養の神奈川県モデル」を実施しています。具体的には、自宅療養者の中でも悪化リスクのある方や悪化が疑われる方について、地域の看護師が毎日、電話による健康観察を行う他、必要に応じて自宅訪問して対面により症状を確認します。地域医師会の医師は、看護師からの相談を受け、オンライン診療や検査を行い、入院が必要と判断した場合には入院調整を行うなど、「地域医療の視点」に立った療養サポートに力を入れています。

大阪府では、自宅療養中の方々への健康観察について、平日日中は訪問看護を、夜間休日は医師による往診体制が整備されており、その後さらなる強化のために、平日日中に医師のサポートを行う「かかりつけ医を中心としたチームによる往診体制」が構築され、「かかりつけ医によるオンライン診療体制」の拡充も同時に進められています。さらに、保健所に電話が繋がらなくて不安を抱える患者さんが多いことに配慮して、保健所が担ってきた医療機関の紹介業務を補完するため、大阪府医師会に紹介窓口を開設して、電話・オンライン診療機関の連絡先を伝達する仕組みが検討されています。これにより保健所を介さずに「抗体カクテル療法」を受けることができる医療機関などを案内することができ、早期治療・早期回復につながることが期待されています。

福岡県でも、医師会が保健所機能を補完する体制がつくられています。感染患者さんに発熱や咳が続くなどの症状がある場合、平日は保健所が対応し、夜間休日は保健所から委託された県医師会内の福岡県メディカルセンターが連絡窓口となり、往診や外来受診が可能な「診療・検査医療機関」を患者さんに案内しています。また、患者さんの中には、宿泊施設で療養したほうが良く、それが可能であっても、様々なご事情から自宅療養を望まれる方もいらっしゃいます。福岡県では、自宅療養者のうち、基礎疾患を有するなど医療提供の優先度が高い方や特段の理由なく宿泊療養施設への入所に同意されない方々に、「宿泊療養アドバイスチーム」の看護師・保健師が丁寧に説明し宿泊療養施設への入所を促す支援を行っています。

基本的には軽症や無症状の方々が自宅療養の対象とされていますが、のちに重症化する可能性もあり、早期治療につなぐことが大切です。二〇二一年八月から軽症や中等症の方向けの抗体カクテル療法が、医療機関や宿泊療養施設で導入されており、福岡県でも全国で二番目に早く宿泊療養施設で導入しました(一九三ページ以降参照)。例えば、糖尿病などの重症化リスクがある方でも、投与後に熱が下がって退院する例は少なくありません。現場で対応している医師もまた、この薬によって患者さんの症状が目に見えて改善すると話しています。本書の執筆時点では、抗体カクテル療法は、自宅療養者には適用できないとされています。しかし、抗体カクテル療法の効果を考えると、特に重症化リスクのある自宅療養者の方々は、軽症のうちに医療機関や宿泊施設などで抗体カクテル療法を受けることができるような体制づくりが大切と考えます。さらに、治験が始まった塩野義製薬株式会社の経口薬(一九五ページ参照)が使用できるようになると、自宅で患者さん自身が服用できる治療薬として心強いものになると期待しています。

いくつかの地域の取組みを紹介しましたが、これはほんの一部です。全国各地でそれぞれの地域の実情に応じて、工夫を凝らした様々な取組みが行われています。もともと在宅患者さんへの医療は、日常医療の中でも行われており、コロナに限ったことではありません。ただ、コロナの自宅療養患者さんが急増する需要に対応しうるためには、個々の医療機関が個別に往診するには限界があり、地域の医師会や訪問看護ステーションなどが調整役を担い、地域医療の中で組織的な健康観察や往診体制をつくっていくことが急務であり、全国各地でその体制づくりが急速に行われています。

多くの地域において、まずは看護師による健康観察を続け、状況に応じて医師による電話・オンライン診療や往診を行うという傾向がうかがえます。そして、看護師については訪問看護ステーションなどが、医師や医療機関については医師会が調整役になっています。また、保健所の逼迫を受けて、医師会が保健所機能を補完している実態があります。保健所の逼迫は、第一波のときからたびたび問題視されており、そのときも医師会「地域外来・検査センター」などを通して保健所機能を補完する役割を果たしてきた例がありました（第1章参照）。本書ではいくつかの県の取組みをご紹介しましたが、その他の県でも、逼迫する保健所業務を地元の医師会が補完し、地域全体で協力する仕組みづくりが全国各地で進められています。

保健所ないし行政がすべてをコントロールするには限界があります。感染症パンデミック時には、その発想から脱却し、地域医療の中で日常的に在宅医療を担っているかかりつけ医を中心とする発想が必要だと思います。

4　医療を守るには財源確保が必要

医療機関自体の存続が危ぶまれる現状を解決しなくては、医療提供体制の仕組みをいくら変えたところで、その基盤は非常に脆弱で不安定なものです。なぜなら、医療提供体制を支えているのは現場の医療従事者だからです。彼らは新型コロナウイルス感染症という目に見えない脅威のなか、感染防護具の不足により十分な感染対策が講じられず、防護具の着脱にも細心の注意を払い、時々刻々と変わる情況と対応方針に翻弄されるストレスを抱えながらも、必死です。何が患者にとって最善なのか、非常に限られた情報や知見などをもとに判断しなければならない切迫さもあります。転院先の医療機関の調整一つとっても、受入れ先が見つからない問題はなかなか解決しない状況が長らく続いています。そのような状況下、何とか気力と使命感で耐えるその負荷は尋常ではありません。

私は、現場の医療従事者すべての方々に心から敬意を表するとともに、私たち日本医師会は彼らが安心して国民の生命と健康を守ることに集中できるよう、その環境を整えるために必要な政策の実現と、そのための財源も併せて確保しなければならない、そういう思いを強くしていました。

風評被害と医療機関の経営悪化

新型コロナウイルス感染症患者が急増するなか、重篤者（ICU管理、ECMO）、重症者（ICU管理、人工呼吸器）、軽症者（酸素吸入）の受入れ体制を確保するため、全国各地域において医療提供体制の再構築が行われ、地域の医療機関が役割分担を行いながら受入れを拡大していました。一方で、そのような感染症患者を診療した医療機関は風評被害に見舞われ、急激な患者減少に陥り、経営維持が難しい状態になっていました。

医療者が現場で患者さんのための医療に専念できるような環境づくりが必要です。そこで、私たちは新型コロナウイルス感染症患者を診療している最前線の医療機関が前年並みの収益を確保できるよう、そして基金や交付金などによる支援を受けられるよう政府に要望しました（二〇二〇年四月六日）。

四月二〇日には、政府に対し、日本心臓血管外科学会の有志から届いた嘆願書（新型コロナウイルス感染症による医療崩壊を防ぐために、①感染患者数の病床を確保する目的でとくに外科系の診療科に緊急を要しない手術の延期、②とくにICUの病床数確保、医師や看護師などの増員・待遇改善、③

医療用マスクN95や防護服などの早期補充を要請する内容、一一二ページ参照）を踏まえ、医療現場の窮状を訴え、さらなる対応を求めました。

五月一日には、全日本病院協会会長、日本医療法人協会会長とともに厚労省を訪れ、加藤大臣に日医・四病院団体協議会の共同による「新型コロナウイルス感染症における診療体制に関する要望書」を手交しました。四月以降、外来・入院ともに大幅に患者数が減少していることなどを踏まえ、各地域で診療体制を継続させるためとして、六つの点を求めました（一一二ページ参照）。

これに対し、加藤大臣は、「損失補塡のようなことはできないが、新型コロナウイルス感染症患者に対応するための物的・人的な費用に関しては、しっかり補償していきたい。当面の費用が必要であれば、福祉医療機構の融資制度を活用してほしい」と発言していました。

さらに、新型コロナウイルス感染症以外の患者に対応している医療機関についても同じく経営上厳しい状況にあることも伝え、診療報酬上の対応を強く要望したことに対して、加藤大臣からは、「新型コロナウイルス感染症以外の患者に対応している医療機関でも、待合室はクラスターの発生源となる可能性が高く、予約システムの導入等を行った医療機関を支援することなども考えていきたい」と理解を得ることができました。

一方で、二〇二〇年三月、一部の報道や行政から、感染した医師を非難する声があったことは、非常に遺憾です。新型コロナウイルス感染症に罹患した患者の受診や医療従事者などの罹患、そして来院する患者さんの不安を払拭するためなどの理由で、自主休業を余儀なくされる医療機関もありますが、風評被害も含め、それに伴う経済的な補償も必要であることを、同月一八日の記者会見でお話ししました。また、四月七日の記者会見において、新型コロナウイルス感染症患者が出た医療機関や医療従事者、その家族などに対する風評被害がなくなっていないこと、風評被害により医療機能が失われてしまえば地域の医療提供体制の崩壊を招くおそれがあることに理解を求めました。新型コロナウイルス感染症に感染した患者の増加に伴い、医療機関においても感染患者の診察にあたる機会が増えており、感染患者を診たというだけで、医師をはじめとした医療従事者やその家族がいわれなき誹謗中傷を受ける事例が各地で散見されていました。これには医療従事者への風評被害に理解を求める動画を制作するなどして対応にあたりました。

安定的財源確保という課題

医療機関は新型コロナウイルス感染症の影響により、外来患者が約三〇％、入院患者が約二

○%減少するなど、とくに急性期病院の経営環境が悪化している他、陽性者が発生した医療機関では休業や一部閉鎖を余儀なくされたり、風評被害による急激な患者減少で収益が激減している状況でした。

医療現場を守るために、何が必要なのか。七六ページに記した項目を私たちから具体的に示し、三月二五日には岸田文雄自民党政調会長他、関係国会議員に、三月二六日には「国民医療を守る議員の会」の幹部議員にそれぞれ、医療機関の窮状を訴えました。

翌二七日に発表された、「国民医療を守る議員の会」の「新型コロナウイルス対策についての緊急提言」は、我々の意向を汲むものでした（九三ページ参照）。「国民医療を守る議員の会」はこれを加藤大臣に提出していますが、私たち日本医師会としても、この緊急提言の実現に向けた後押しをしました。

さらに、四月三日の超党派「医師国会議員の会」の会合において、私は新型コロナウイルス対策への要望として、①医療提供体制を守るための制度的対策、②新型コロナウイルス感染症対策基金（交付金）、③税制、の三点について説明を行い、理解を求めました。会合では、医療従事者が安心して働き、国民に適切な医療を提供できるよう、国に対し強く求めることで一致し、その旨の決議が採択されました。

そして遂に、四月七日の政府の緊急事態宣言に合わせて、「新型コロナウイルス感染症緊急包括支援交付金」「地域医療確保支援」「診療報酬」の三本立ての財政支援策が示されました。これまで我々が新型コロナウイルス感染症から国民の生命と健康を守るために政府各所に何度も主張してきたことが結実したものでした。しかし、あくまでもこれは一時的な支援策であり、第二波や第三波、それ以降をも見据えて中長期的な安定的財源確保が必要だとの認識でした。

そこで、医療現場における経営不安を払拭し、患者の生命と健康を守るという使命に集中できるよう、その後も何度も国の支援を要請しました。他方、安藤たかお衆議院議員や今枝宗一郎衆議院議員を中心とした自民党新型コロナウイルス対策医療系議員団本部、自民党「国民医療を守る議員の会」や超党派「医師国会議員の会」でも医療現場の疲弊を受けて第二次補正予算に向けて医療への支援を求める動きがありました。

その後、五月二七日に閣議決定された第二次補正予算案は、第一次補正予算を超える支援を盛り込んだ内容でした。しかし、一時的な支援策であることに変わりはありません。感染症患者、それ以外の医療を必要とする患者のため、医療現場の最前線で闘う医療者たちを支え、医療崩壊を防ぐための安定的な財政的基盤の構築に至っていないという課題は残ることになりました。

5　感染症としての位置づけをどうするか

感染症法に基づく分類

感染症には、感染力と罹患した場合の重篤性などを考慮した危険性の程度に応じて、1類から5類感染症、新型インフルエンザ等感染症、指定感染症、新感染症といった感染症法上の八つの類型があります（図3）。

1類から3類感染症は、感染力と罹患した場合の重篤性などに基づく総合的な観点からみた危険性の程度に応じて分類されるものであり、かかる危険性が「極めて高い感染症」は1類感染症（例：エボラ出血熱やペストなど）、かかる危険性が「高い感染症」は2類感染症（例：SARSやMERS、結核など）、かかる危険性が「高くはないが特定の職業への就業によって感染症の集団発生を興しうる感染症」は3類感染症（例：コレラなど）とされています。それぞれ危険性に応じて講じうる措置が異なるものの、いずれも行政による強権的な措置の対象であることから、これに該当する具体的な感染症の名称が法律上明記されているのです。

一方、4類と5類感染症は、いずれも感染力と罹患した場合の重篤性などに基づく総合的な

	指定感染症	一類感染症	二類感染症	三類感染症	四類感染症	五類感染症	新型インフルエンザ等感染症
規定されている疾病名	新型コロナウイルス感染症	エボラ出血熱・ペスト・ラッサ熱 等	結核・SARS 鳥インフルエンザ(H5N1) 等	コレラ・細菌性赤痢・腸チフス 等	黄熱・鳥インフルエンザ(H5N1以外) 等	インフルエンザ・性器クラミジア感染症・梅毒 等	新型インフルエンザ・再興型インフルエンザ
疾病名の規定方法	政令 具体的に適用する規定は、感染症毎に政令で規定	法律	法律	法律	法律・政令	法律・省令	法律
疑似症患者への適用	○	○	○ (政令で定める感染症のみ)	—	—	—	○
無症状病原体保有者への適用	○	○	—	—	—	—	○
診断・死亡したときの医師による届出	○ (直ちに)	○ (直ちに)	○ (直ちに)	○ (直ちに)	○ (直ちに)	○ (7日以内)	○ (直ちに)
獣医師の届出、動物の輸入に関する措置	—	○	○	○	○	—	○
患者情報等の定点把握	—	—	△ (一部の疑似症のみ)	△ (一部の疑似症のみ)	△ (一部の疑似症のみ)	○	—
積極的疫学調査の実施	○	○	○	○	○	○	○
健康診断受診の勧告・実施	○	○	○	○	—	—	○
就業制限	○	○	○	○	—	—	○
入院の勧告・措置	○	○	○	—	—	—	○
検体の収去・採取等	○	○	○	—	—	—	○
汚染された場所の消毒、物件の廃棄等	○	○	○	○	○	—	○
ねずみ、昆虫等の駆除	○	○	○	○	○	—	○(※)
生活用水の使用制限	○	○	○	○	—	—	○(※)
建物の立入制限・封鎖、交通の制限	○	○	—	—	—	—	○(※)
発生・実施する措置等の公表	○	—	—	—	—	—	○
健康状態の報告、外出自粛等の要請	○	—	—	—	—	—	○
都道府県による経過報告	○	—	—	—	—	—	○

図3　感染症法に基づく分類ごとの主な措置の概要「新型コロナウイルス感染症の適用措置拡大の経過」
出典：厚生労働省「新型コロナウイルス感染症対策における今後の検討の視点について(案)」第50回厚生科学審議会感染症部会(2020年12月17日開催)資料1

観点からみた危険性は高くはない感染症です。4類感染症は動物、飲食物などを介してヒトに感染する感染症(例：黄熱や鳥インフルエンザなど)で、5類感染症は国が感染症発生動向調査を行い、その結果などに基づいて必要な情報を国民一般や医療関係者に提供・公開していくことによって発生・まん延を防止すべき感染症です(例：インフルエンザなど)。また、4類感染症は調査の実施や対物措置といった比較的軽易な権限行使の対象であり、5類感染症は強権的な措置の対象とはならないことから、両者は分類すべき代表的な感染症のみを例示し、その具体的な内容は政令や省令で定められています。

「新型インフルエンザ等感染症」は、新型コロナウイルス感染症流行当初の二〇二〇年一月時点では、「新型インフルエンザ」と「再興型インフルエンザ」のみでした。

「指定感染症」とは、1類から3類感染症および新型インフルエンザ等感染症と同程度の危険性を有し、これに準じた対人対物措置を講じなければ、疾病のまん延により国民の生命及び健康に重大な影響を与えるおそれがある緊急の場合に、1類から3類感染症等に準じた措置を講ずることを政令により可能とする類型です。なお、延長含めて二年という時的限界をもつ暫定的な類型でもあります。

「新感染症」は人類にとって未知の疾病であり、人から人に伝染すると認められるものであって、かかった場合の病状の程度が重篤であり、かつ、その疾病のまん延により国民の生命及び健康に重大な影響を与えるおそれがあると認められる感染症です。

これらのどの類型に位置づけられるかによって、講じうる対策が変わります。我が国において一例目の新型コロナウイルス感染患者が確認されたのは、二〇二〇年一月一五日のことです。同年二月一日、新型コロナウイルス感染症を感染症法に基づく指定感染症（2類相当）に指定すると定めた政令が施行されました。現在実施されている入院勧告などの感染症対策はこれに基づくものです。

その後、二度の政令改正（二月一四日、三月二七日）を経て、その適用範囲は徐々に拡大されていきました。例えば、入院勧告などは二月一日施行当初から、二月一四日改正政令施行時に無症状病原体保有者への適用が追加され、三月二七日改正政令施行時には外出自粛要請などが新たに追加適用されました。

しかし、この指定は一年限りの時限措置であり、その期限は二〇二一年一月三一日でした。その期限が迫る二〇二一年一月、我が国では第三波が猛威をふるい、同月八日に再び緊急事態宣言が発令される状況下にありました。政府は、新型コロナウイルス感染症の性質でいまだ明らかでない点が多いこと、今後の流行状況なども必ずしも見通せない状況であることを踏まえ、二〇二二年一月三一日まで一年間の指定延長とすべく政令を改正しました。

その後、新型インフルエンザ等特措法の適用対象の中に「新型コロナウイルス感染症」を追加する法改正がされることになりました。二〇二〇年三月の特措法の改正では、新型コロナウイルス感染症を適用対象としたのは特例的な扱いでしたので、二〇二一年二月の法改正でその時限的な不安定さは解消されました。改正感染症法六条七項の「新型インフルエンザ等感染症」の中に、新型コロナウイルス感染症が追加されました。ここでは「新型コロナウイルス感染症」は、「一般に国民が当該感染症に対する免疫を獲得していないことから、当該感染症の全国的かつ急速なまん延により国民の生命及び健康に重大な影響を与えるおそれがあると認められるもの」と定義されています。今後、ワクチン接種が進み、治療薬の開発も進んでいく状況などをみながら、新型コロナウイルス感染症の位置づけを見直す時期を見極めることになると思います。

既存の類型への位置づけでよかったのか

振り返ってみると、新型コロナウイルス感染症の位置づけをめぐっては、「指定感染症」を改め、季節性インフルエンザと同様に「5類感染症」にすべきという意見がたびたび浮上しました。しかし、新型コロナウイルス感染症における致死率および肺炎の割合は、季節性インフルエンザに比べて相当程度高いと報告されていましたので、季節性インフルエンザと同じとは必ずしもいえない状況がありました。その後の変異株の出現も、より慎重になる要因として働いたと思います。一方で、「指定感染症」は延長含めて二年という暫定的な類型ですので、いずれはどこかの類型に位置づけを変えなければならない状況がありました。国は二〇二一年二月、特措法を改正して「新型インフルエンザ等感染症」という位置づけに見直しましたが、既存の類型ではなく、新型コロナウイルス感染症の特徴を踏まえた運用ができるような新たな類型をつくるほうがよかったのではないかとも思い、今後検証の余地があると考えます。

6　政策決定過程のあり方

新型コロナウイルス感染症対策の決定は、新型コロナウイルス感染症対策本部が行いますが、その決定過程における専門的助言を行う会議体として、専門家会議、有識者会議、諮問委員会、分科会といった、似たような名称の会議がつくられました。

「新型コロナウイルス感染症対策専門家会議」（以下、専門家会議）は、新型コロナウイルス感染症対策本部のもと、新型コロナウイルス感染症の対策について医学的な見地から助言などを行うためのものとして二〇二〇年二月一四日に発足が決定しました。日医からも担当理事が参画していました。

ただ、専門家会議では、二月一六日の第一回会議以来、主に疫学的、公衆衛生学的視点から議論がされていて、患者さんの最も身近な存在である臨床現場の観点からの議論が十分とはいえませんでした。患者さんの生命と健康を守る政策をつくるためには、その決定過程において臨床の観点は不可欠なものです。

そこで私は、主に臨床の観点からエビデンスに基づく提言をして現場の支援を行うため、四月一八日に日本医師会、東京都医師会、医学有識者らとともに「日本医師会COVID-19有識者会議」を日本医師会内に設置するとともに、その日に第一回会議を開催しました。特設ホームページを開設し、有識者会議において助言いただいた臨床上の有益な知見をいち早く現場の医師に伝えられるよう、スピード感をもって対応することにしました。専門家会議の議論の不十分さは有識者会議立ち上げの一つの契機ではありますが、私たちの目指すところは、新型コロナウイルス感染症の感染爆発と医療崩壊を防ぐために日本の医学の叡知を結集することで、医学を基盤とする科学的根拠に基づく医療を構築するとともに、日医や都道府県医師会などと一体的な活動をすることにあります。政府の専門家会議と日医の有識者会議は対立するものではなく、車の両輪のような関係です。

その後政府は、新型インフルエンザ等対策の円滑な推進のため、「新型インフルエンザ等対策有識者会議」のもとに「基本的対処方針諮問委員会」と「新型コロナウイルス感染症対策分科会」を設置しました。専門家会議は、法律に基づくものではないことが問題視されるなどの課題もあったことから、二〇二〇年七月三日に廃止され、この「新型コロナウイルス感染症対策分科会」に移行されることになりました。

日医の有識者会議が、政府ではなく民間組織が母体だったことは、客観的かつ中立的な調査研究を迅速に発表できる、オープンなプラットフォームの実現につながり、日医が学術団体だからこそ、様々な分野領域の先生方による学際的な文献や知見を集積することができたように思います。多くの方々から評価いただきました。ただ、政府の助言機関は政府が科学的エビデンスに基づく政策決定を行うために重要な役割を果たすものであることを考えると、その意思決定過程に臨床の観点を反映させることの重要性は今後の教訓といえます。

また、助言機関の変動は、国民からみると、何がどこで決まっているのかわかりにくいように思います。国民に向けてメッセージを発信する人は政府であったり、専門家であったり、その時々で様々でした。例えば台湾では、二〇二〇年一月二〇日以降、毎日定時刻に政府の責任者が記者会見を行い、感染流行状況の説明など国民に向けたメッセージを発信していたという話を聞きました。今どこまでわかっていて何がわかっていないのか、感染状況の現状と今後の見通しとなる推計はどうなのか、予防するにはどうすればよいのか、感染したらどうしたらよいのかなど、国民の不安に応え、安心を取り戻すメッセージを発信し続けるリスクコミュニケーションが重要です。我が国の場合、誰がそのような役割を果たすのか必ずしも明確にされず、その責任もうやむやであることは今後の課題だと思います。

7　治療薬の実用化に向けて

治療法を確立していくことは、出口戦略につながります。

抗ウイルス薬の多くは、ウイルスの①侵入、②複製、③増殖、④拡散、の過程をターゲットとします。既存の治療薬の中で、①から④それぞれの各過程をターゲットとした薬や、新型コロナウイルス感染症の症状(サイトカインストーム等)への効果が期待できる薬を新型コロナウイルスの治療薬として実用化するため、その治療効果や安全性を検証するための治験や臨床研究が進んでいます。

重症化リスクの高い方へのアビガン投与

二〇二〇年四月二七日、全国各地で感染経路が明らかでない新型コロナウイルス感染症の患者が散発的に発生していました。私は自民党の岸田政調会長と田村憲久政調会長代理を訪ね、高齢者やリスクファクターの高い方には早期にアビガンを投与できる体制づくりを急ぐよう求めました。投与禁忌、副作用、基礎疾患治療のため服薬中の他剤との相互作用などに十分に注意することを前提として、備蓄されているアビガンを活用し、入院初期のハイリスク者への投与を積極的に推進していくべきだと考えてのことです。

そして、その日の夜、厚労省から「コロナウイルス感染症に対するアビガン（一般名：ファビピラビル）に係る観察研究の概要及び同研究に使用するための医薬品の提供について」という事務連絡が発出される運びとなりました。

アビガンは、新型または再興型インフルエンザウイルス感染症（ただし、他の抗インフルエンザウイルス薬が無効または効果不十分なものに限る）を効能効果として承認されています。新型コロナウイルス感染症に対しても、基礎研究においてその効果が示唆されており、観察研究をはじめ、臨床研究や治験においても、有効性等の検証が行われていました。一方で、動物実験で催奇形性が確認されており、通常のインフルエンザウイルス感染症に使用されることのないよう厳格な流通管理および十分な安全対策を実施することなどが承認条件とされています。

このため、新型コロナウイルス感染症に対するアビガンの使用については、医療機関が研究班による観察研究に参加し、患者本人の同意があり、医師の判断によって使用が必要となった場合に限られます。

レムデシビルの特例承認

二〇二〇年五月七日、レムデシビルが治療薬として承認されました。もともと、レムデシビルは、エボラ出血熱の治療薬として開発中であった抗ウイルス薬です。米国と欧州、アジアで重症の新型コロナウイルス感染者の治療期間を短縮する効果などが確認され、同年五月一日に米国で重症患者への使用が緊急的に承認されました。五月四日、米国の大手医薬メーカー、ギリアド・サイエンシズの日本法人から、日本における特例承認の申請があり、五月七日に我が国初の新型コロナウイルス治療薬として承認されました。申請からわずか三日という異例の早さでした。

ただ、人工呼吸器やＥＣＭＯを使用または酸素投与している患者のような重症患者を対象とした薬で、副作用もあり、広く使える特効薬とはいえません。

当初、アビガンのほうが社会的注目度の高い治療薬だったのですが、世間の期待とは裏腹になかなか承認が下りませんでした。アビガンはもともと、タミフルなどの一般的な抗インフルエンザウイルス薬が効かないような新型インフルエンザの流行に備えて、国が備蓄する場合に限って承認された抗ウイルス薬ですので、一般には流通していません。前述したように限られた条件下での使用は認められていましたが、緊急時ですので、条件付き早期承認に早く切り替えるべきだという思いがありました。安倍総理も我々と同じく早期承認の必要性を感じていましたが、薬事法上のランダムチェックが終わっていないから承認できないという話でした。

治療薬の今後

新型コロナウイルス感染症流行の開始から一年半あまりが経ち、治療薬として承認されたのはいまだレムデシビルのみであり、しかも重症者を対象とする限られたものです。アビガンは前述で示した観察研究が行われており、二〇二〇年八月二六日現在で五〇〇〇例を超える投与が行われ、治療薬としての承認への道が期待されています。

その他、オルベスコ(シクレソニド)、カレトラ(ロピナビル・リトナビル配合剤、抗ウイルス薬)、フサン(ナファモスタット、タンパク分解酵素阻害剤)などの既存の薬についても観察研究が実施されています。オルベスコやフサンについては、臨床研究も開始しています。さらに、二〇二〇年三月三〇日からケブザラ(サリルマブ、リウマチ治療薬)の企業治験が、四月八日からアクテムラ(リウマチ治療薬)の企業治験が、五月二〇日からオルミエント(JAK阻害薬)とレムデシビルの併用についての国際共同治験がそれぞれ開始されました。加えて、イベルメクチンという寄生虫の治療薬や、新型コロナウイルス感染症から回復した患者から採取した新型コロナウイルスに特異的な抗体を活用する製剤についても、研究開発に向けた検討が進められています。

私の地元の福岡県では、福岡県庁と株式会社ボナック（久留米市）が二〇二〇年五月に覚書を締結し、ウイルス感染症に対して大きな効果が期待でき、副作用も少ないといわれる次世代医薬の「核酸医薬」による、新型コロナウイルス感染症治療薬の共同開発を進めてきました。二〇二〇年八月には、県保健環境研究所が有する新型コロナウイルス株を用いた試験管内試験において、安定性が高く、少量でも効果がある候補薬の絞り込みに成功し、二〇二一年一月にはフランスでの有効性確認試験において明確な効果を確認するなど、順調に進展してきました。このプロジェクトは、国立研究開発法人日本医療研究開発機構（AMED）が公募する医療研究開発革新基盤創成事業として正式に採択され、ボナック社とAMED間で二〇二一年四月三〇日に契約を締結しました。国からの支援額は、三・五年で五〇億円。ボナック社、県保健環境研究所に加え、核酸医薬研究に強みをもつ東京医科大学、ウイルス感染症研究に強みをもつ長崎大学熱帯医学研究所が参画し、事業を進めています。国のプロジェクトとして位置づけられたことで、新薬開発は今後ますます加速することが期待されています。

二〇二一年七月一九日、新型コロナウイルス感染症の患者を対象とした中和抗体薬「カシリビマブ及びイムデビマブ」（ロナプリーブ点滴静注）が新型コロナウイルス感染症の治療薬として特例承認されました。SARS-CoV-2による感染症の重症化リスク因子を有し、酸素投与を要しない患者を対象に投与するものです。ただ、薬剤の安定的な供給が困難であることから、当面の対象は入院治療を要する者に限られることになり、その後八月一三日に宿泊療養施設（臨時の医療施設等）にも拡大されました。

これを受けて、三日後の八月一六日、福岡県では、県行政と県医師会が共同記者会見を行い、宿泊療養施設において中和抗体薬の投与、いわゆる「抗体カクテル療法」をこの日から開始することを発表しました。東京都に次ぐ全国二番目に早い導入でした。福岡県では、県医師会の全面協力のもと、宿泊療養施設にJMATを派遣して二四時間三六五日体制がつくられていま す。今回の中和抗体薬の導入に際して、県は市内の宿泊療養施設を臨時の医療施設に指定し、県医師会は宿泊施設に派遣するJMATの募集をしましたら、すぐにたくさんの医療機関から手が挙がったといいます。多くの医療機関の協力を得て、宿泊療養施設では、治療法を十分に理解して薬剤を使用できるJMAT（医師一名、看護師二名）が、投与の対象者の選定、薬剤の調製、投与、投与後の副作用の有無などの観察を行っています。

これまでの治療薬は、主に重症者を対象とするもので、軽症や中等症の方々への治療法は十分ではありませんでした。軽症や中等症の方々の治療薬が確立されれば、重症化を回避することにもつながります。この中和抗体薬は、軽症や中等症の方々への治療薬として大いに期待されています。ただ、八月一三日時点の国の方針では、自宅療養患者については中和抗体薬の投与対象外とされている課題があります。

一方、塩野義製薬株式会社が新型コロナウイルス感染症治療薬として、経口投与の抗ウイルス薬の治験を始めたという発表がありました。これまでの治療薬は点滴であったところ、これは飲み薬ですので、患者さん自身で服用でき、自宅療養患者さんの治療法として期待できるものです。

第五波では、これまで以上の全国的な感染拡大が深刻化していました。福岡県でも宿泊施設や自宅療養の方々の急増に対する早期の治療薬が求められていましたので、前述の中和抗体薬が承認されたことを受けてすぐさま導入するとともに、今後の塩野義製薬の新たな経口治療薬についても承認後に早期導入することがすでに検討されています。

8　ワクチン開発と接種をめぐる話

開発と接種に向けた法整備

二〇二〇年二月頃、我が国ではダイヤモンド・プリンセス号船内の感染が国内外の注目を浴びていましたが、まだ市中感染は始まっていませんでした。私たちはこの頃から、ワクチンの迅速な早期開発が必要だと政府に提言していました。四月には塩野義製薬の手代木功社長との面談にて、ワクチンの治験を迅速にするために、日本医師会治験促進センターの協力について打診を受けました。四月二八日の外国人記者クラブでの講演のときに、ワクチンの開発が間に合わなければ東京オリンピックの開催は難しいと話したところ、それが世界中に配信されました。

コロナウイルスワクチンは国内外において開発の動きがあり、日本政府は早々に諸外国で開発が進んでいたワクチンの確保に乗り出していました。七月三一日には米国ファイザー社と、八月七日にはアストラゼネカ社と基本合意し、一〇月二九日にはモデルナ社との正式契約に至りました。

一一月頃、第二波が落ち着いたのも束の間、感染者数が再び増加傾向にありました。この頃、米国ファイザー社が開発中の新型コロナウイルスワクチンの臨床試験について暫定的な結果を発表したことで、ワクチンへの期待が一層高まっていました。

国会では、コロナワクチン接種を根拠づけるための改正予防接種法案が一二月二日に可決、成立しました。これにより、接種にかかる費用はすべて国庫が負担することが明確になりました。その後、各地域においてワクチン接種体制の構築が急ピッチで進められていきました。

国内ワクチン開発への期待

その後、国内ワクチンの臨床試験も本格的に始まってきました。二〇二〇年一二月一六日には塩野義製薬が、二〇二一年三月には第一三共とKMバイオロジクスが、各社それぞれコロナワクチンの第Ⅰ／Ⅱ相試験を開始しました。これら各社は、二〇二一年内に第Ⅲ相臨床試験を開始する意向です（二〇二一年八月一八日時点）。

今回、我が国においてコロナワクチンの接種が思うように進まなかった理由の一つには、そもそもワクチン自体が日本国内で製造されていないという問題がありました。新型コロナウイルス感染症流行下では、ファイザーやモデルナ、アストラゼネカなどの海外ワクチンの開発が先行していたため、日本政府は早くからこれらのワクチン確保に乗り出していましたが、実際始まってみると安定的な供給とはいえませんでした。国内に輸入されたワクチンは、国が各自治体に配分する仕組みですが、そもそも国が入手できていないため、地域医療の現場ではワクチン接種を進めたくても、ワクチンそのものが国から届かないという状況に置かれることがありました。

もっと早く国内でワクチン開発ができていれば、より早く接種ができて、深刻な感染拡大は防げたかもしれません。今後の国内ワクチンの開発促進に期待しています。

ワクチン副反応と救済制度

ワクチンには一般的に発症予防や重症化予防といった効果がありますが、それと同時に、どのようなワクチンであっても接種した方々のうち一定の割合で健康被害が生じてしまうという現実があります。新型コロナウイルス感染症のワクチン接種により健康被害が生じた場合には、予防接種法に基づく健康被害救済制度による救済を受けることができます。この制度がない昭和四〇年代頃は、司法に救済を求める予防接種禍訴訟が社会問題化していました。これを受け、当時の武見太郎日本医師会会長は、予防接種によって健康被害を受けた患者を救済する制度の創設を政界に働きかけ、一九七六(昭和五一)年の予防接種法改正において健康被害救済制度が創設されたと聞いています。これにより、接種に係る過失の有無にかかわらず、予防接種と健康被害との因果関係が認定された方を迅速に救済することができるようになりました。

ワクチン接種により一定数の方に副反応が生じることが自然の理だとしても、避けられる健康被害は避けるべきです。コロナワクチンの場合、明らかな発熱がある方、重篤な急性疾患に罹患している方、重度過敏症の既往歴のある方は、ワクチン接種を受けることができません。また、基礎疾患やアレルギーのある方などは接種にあたって注意が必要とされています。自分がこれらに該当するのかどうか、該当しないとしても副反応を懸念して接種して大丈夫なのかと不安を感じる方も少なくありません。ワクチンを接種するかどうかの最終的な判断は、個々人の意思に委ねられます。国民の方々がワクチン接種をするかどうか自己決定をするうえでとくに重要な副反応に関する情報などは、国から国民に対してわかりやすく発信することはもちろんですが、国民の意思決定過程において専門的助言の役割を担う立場にある医師の方々にも積極的かつ迅速な医学的情報の提供を求めたいと思います。ワクチン接種は、かかりつけ医に期待される役割の一つでもあり、これについては第3章で述べます。

9　災害時の医療の役割――ＪＭＡＴをめぐって

医師会の被災者支援活動

災害時に医師会はどのような役割を果たすのか。法律上の位置づけとしては、日本医師会は災害対策基本法や新型インフルエンザ等特措法上の「指定公共機関」に指定されています。指定公共機関とは、公益的事業を営む法人等のうち、ライフラインなど生活に係る団体、医師会や日赤など医療に携わる団体などを内閣総理大臣が指定し、官民が一体となった取組みの強化を図るものです。私たちは医療関係団体ですから、災害に関する情報の収集や伝達の他、日本医師会災害医療チーム（ＪＭＡＴ）を派遣して被災地での医療活動などを行います。

（1）ＪＭＡＴができる前

ＪＭＡＴとしての初めての活動は、二〇一一年の東日本大震災・福島第一原発事故の被災者支援ですが、それ以前から、全国の各医師会では災害発生時に医師などを派遣して被災者支援に貢献する活動をしていました。

私自身、一九九五年阪神淡路大震災のときに被災地へ赴き避難所医療支援にあたりました。

翌一九九六年には福岡空港でガルーダ航空機事故があり、乗員乗客二七五人のうち乗客三人が死亡、一八人が重傷という惨事が起こりました。当時現場にかけつけた医師は目と鼻の先だというところまで来て、空港には入れてもらえませんでした。日本ＤＭＡＴ（後述）が発足したのは二〇〇五年、福岡県ＤＭＡＴが発足したのは二〇〇八年のことですから、ガルーダ航空機事故の頃はまだ、近くにいる医師が災害現場で医療活動を行うというのは一般的に受け入れられていませんでした。

福岡県医師会の理事であった私は、ガルーダ航空機事故の一件を教訓として、医師が災害現場で活動できるように、県行政や県警と連携して緊急通行許可証を事前に発行してもらい、その許可証をもつ医師は災害現場に入れる仕組みをつくりました。

（2）ＪＭＡＴ発足の背景

二〇一〇年四月、私は日本医師会副会長を拝命しました。ちょうど三月に、日本医師会救急災害医療対策委員会によりＪＭＡＴ創設を提言する報告書が取りまとめられたところで、その後全国都道府県医師会への説明や研修などにより具体化を図っていく段階にありました。

ＪＭＡＴ創設の議論の中には、すでにＤＭＡＴがあるのだから、医師会がＪＭＡＴ派遣チームをつくっても役に立たないといった否定的な意見もありました。ＤＭＡＴ（Disaster Medical

Assistance Team）とは、大規模災害や多傷病者が発生した事故などの現場で、急性期（おおむね四八時間以内）に活動できる機動性をもった、専門的な訓練を受けた医療チームです。DMATは、「圧死」による多数の被害を生んだ阪神淡路大震災を契機に発足したチームですので、瓦礫の下の医療など急性期対応を得意とし、最大活動時間は七二時間というのが特徴です。

しかし、二〇一一年三月一一日に起きた東日本大震災・福島第一原発事故では、「圧死」による多数の被害を生んだ阪神淡路大震災とは大きく様相が異なっていました。地震および津波による死者は一万九四一八人、その九割が津波による「溺死」であり、避難者約四〇万人の心身の健康をいかに守るかという中長期的な視点が必要だったのです。とくに慢性疾患を抱える高齢者は服用していた薬が津波で流され、かかりつけ病院が被災して何の薬を服用していたのか知ることもできず、原発被災者はとくに着の身着のままの避難、放射線の健康影響もよくわからない不安な避難所生活を余儀なくされていました。瓦礫の下の急性期医療よりも、急性期以降の中長期的な対応の需要が大きく、これに応えるべく構築を進めてきたJMATの出番でした。

JMATとDMATは相互協力関係にあります。DMATの活動時間は最大七二時間ということもあり、JMATは、DMAT活動終了後の被災者支援を担います。被災者の方々にとって、どこから派遣された医療チームなのかは重要ではありませんので、切れ目のない被災者支援を行うため、DMATからJMATへしっかり引継ぐ相互協力関係にあります。なかには、もともとDMATとして活動していた方が七二時間活動後、ビブスを付け替えてJMATとして活動を継続するケースも少なくありません。他にも、日赤救護班、JRAT、AMDA、HuMA、TMAT、国境なき医師団、国立病院機構の医療班など多くの医療チームが駆け付け、東北の被災地で活動しました。

東日本大震災・福島第一原発事故の被災者支援として派遣したJMATは、二〇一一年三月から二〇一六年三月までの五年間で、二七六三チーム一万二六二八人にのぼります。派遣地域は、岩手県、宮城県、福島県、茨城県です。その後も、関東・東北豪雨(二〇一五年)、熊本地震(二〇一六年)、九州北部豪雨(二〇一七年)、西日本豪雨(二〇一八年)などのときにもJMATを派遣して、被災者支援活動にあたりました。

(3)主役は地域医療

被災地に派遣される医療チームは、ヒーローのような存在に見えるかもしれません。誠に残念ながら、派遣チームの中には、「応援に来てやっている」などと言って地域の医療者の士気を下げ、地域の方針を非難するだけというモラルに欠ける行動の後、何もせずに帰っていく例もあると聞きます。派遣チームは決してヒーローではなく、地域医療の回復に貢献するものであるという認識を共通にする必要があります。

災害時であっても、主役は地域医療であり、派遣医療チームは被災した地域医療を補完する一時的な存在です。そのため、JMATは地元の被災地医師会から日本医師会に対して派遣要請があった場合に、他県医師会と調整して被災地に派遣する仕組みになっており、日々研修にも努めています。

感染症流行下におけるJMATへの新たな期待

前述したように医師会の被災者支援活動は、もともと各々の医師会の自主的な活動であったところ、二〇一〇年にJMAT創設の方針のもと、日本医師会が指揮命令系統を構築し、全国的な派遣調整を行うJMAT体制が誕生しました。その最初の活動が東日本大震災・福島第一原発事故であり、その後も数々の被災者支援に従事し、医師会の災害対応体制は大きな発展を遂げてきました。

今回、新型コロナウイルス感染症流行下において、JMATへの期待が寄せられ、新たな社会的役割を担う場面がありました。

一つは、二〇二〇年二月、横浜港に入港した「ダイヤモンド・プリンセス」号船内の乗員乗客に対する医療健康支援です（三七ページ以降参照）。JMATの主な活動場面は自然災害でしたので、感染症パンデミック下での派遣活動は特例的な位置づけです。

その後も、同年四月には、軽症者や無症状者の受入れ施設（宿泊施設等）やその健康管理部門など、「帰国者・接触者外来」、行政や地域医師会等が設置した仮設診療所等の支援のために、COVID-19JMATを派遣しました。

大切なのは、オールハザードアプローチの視点

医療従事者不足を補う派遣について、私としては新しく何かをつくるというよりも、これまで紹介したような、すでにある災害医療派遣スキームを発展させることが有意義なように思います。災害医療体制の構築において重要なのは、指揮命令系統です。新しい仕組みをつくると一時的には画期的に見えるかもしれませんが、似て非なる仕組みが複数存在することは役割分担や指揮命令系統を混乱させるように思えてならないからです。

すでに、我々JMATの他、DMATや日赤救護班、精神医療を担うDPAT、公衆衛生を担うDHEAT、全日病のAMAT、リハビリを専門とするJRAT、AMDA、HuMA、

TMAT、国境なき医師団、国立病院機構の医療班など様々な災害派遣チームが存在しています。被災地ではこれらのチームを統制できずに、被災者に混乱を与える事態が起き、その教訓から地域内に各種派遣チームを調整する保健医療調整本部を設置する仕組みとなり、現在、各地においてその普及と定着を進めつつ、訓練や研修による対応力向上が図られています。

歴史的にみると、古くから脅威をもたらしてきた「地震や津波」、近年原発という科学技術の産物が脅威に変わった「放射線災害」との複合災害、新型インフルエンザや今回の新型コロナウイルスといった「感染症」パンデミックに我が国は見舞われてきました。今後どのような脅威であっても機動力ある柔軟な運用を可能とする派遣体制が必要です。そのためにも、既存の災害派遣医療チームのスキームを基礎として、各ハザードに対応して専門家となりうる学会などとのネットワークをつくっておくことこそ、実効的なオールハザードアプローチの実現につながると私は考えます。

10　危機管理体制――「日本版CDC」の必要性

私たちは、東日本大震災（二〇一一年）のときから日本版CDCの創設の必要性を感じており、二〇一三年五月、当時の田村厚労大臣にその協力を求めていました。感染症のみならず、生活習慣病などの疾病予防対策、放射線被ばく状況とその後の健康影響やがん発生リスク、その他健康増進に係る様々な健康医療情報を、学術的な見地から整理・選択・統合したうえで国民に発信し、正しい情報の共有ができるコミュニケーションの場を早急に創設する必要があると思ったからです。

さらに、疾病の原因究明、感染症情報と効果的対策、放射線被ばくの長期的健康影響評価、がん検診や特定健診などの予防対策事業の効果評価も可能となれば、国民により有益な健康情報を提供することができるようになると考えました。

田村大臣は我々の提案を前向きに受け止め、一定の理解を得られたものの、その後、実現には至っていませんでした。そして、今回、新型コロナウイルス感染症の流行を契機にその必要性を改めて再認識し、提案に至ったわけです。二〇二〇年二月二七日、私は安倍総理との会談

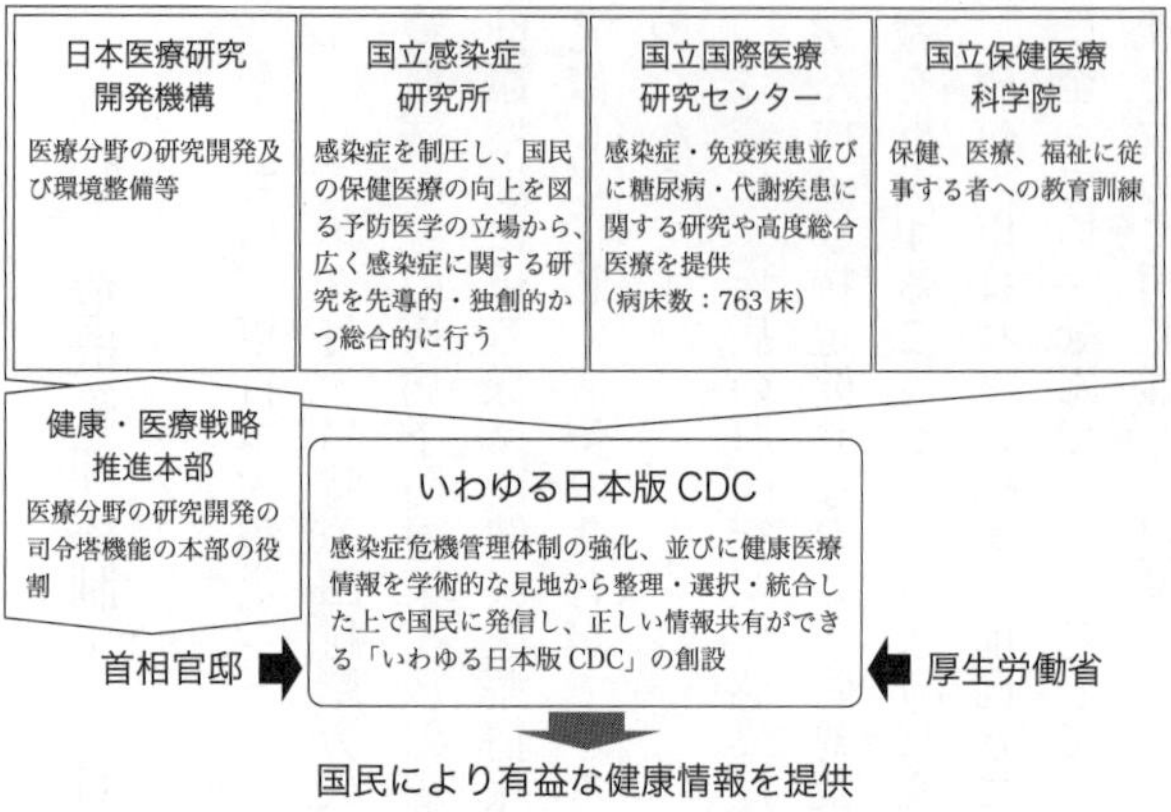
日本医療研究開発機構
医療分野の研究開発及び環境整備等
国立感染症研究所
感染症を制圧し、国民の保健医療の向上を図る予防医学の立場から、広く感染症に関する研究を先導的・独創的かつ総合的に行う
国立国際医療研究センター
感染症・免疫疾患並びに糖尿病・代謝疾患に関する研究や高度総合医療を提供
（病床数：763床）
国立保健医療科学院
保健、医療、福祉に従事する者への教育訓練
健康・医療戦略推進本部
医療分野の研究開発の司令塔機能の本部の役割
いわゆる日本版CDC
感染症危機管理体制の強化、並びに健康医療情報を学術的な見地から整理・選択・統合した上で国民に発信し、正しい情報共有ができる「いわゆる日本版CDC」の創設
首相官邸
厚生労働省
国民により有益な健康情報を提供

図4　日本版CDC創設のイメージ（日本医師会作成）

の折に、「日本疾病予防情報センター（CDC：Centers for Disease Control and Prevention）」、いわゆる日本版CDCの創設を提案しました。

私たちの主張は、諸外国にCDCがあるから、日本にも同様の組織が必要だという理屈ではありません。確かに、米国、欧州、韓国、台湾といった諸外国・地域のCDCが今回の新型コロナウイルス感染症対策に機動力ある働きをし、多大な寄与をもたらしたことは間違いありませんし、心よりの敬意を表します。

しかし、我が国には諸外国のようにCDCという名称を掲げる組織はないものの、その機能を担う組織はすでに存在しています。ですから、全く新しい組織をつくるということではなく、既存の組織の連携強化、あるいは再編というものが必要なのではないかと思うのです。例えば、感染症についてみれば、国立感染症研究所は研究を、国立国際医療研究センターは医療を、国立保健医療科学院は教育訓練を、日本医療研究開発機構は研究開発を担っています。これらを連携・再編してＣＤＣとして発展させていくのが有意義だと思います。なお、先ほど述べたように、私たちの考えるＣＤＣが取り扱うのは感染症に限らないので、**図４**はその一部分を示したものです。

11　感染症対策を健康教育へ

子どもたちをいかに守っていくか

新型コロナウイルス感染者数のうち子どもたちの感染例は多くないものの、未来を担う子どもたちをいかに守っていくかは重要な問題であり、そのためには学校現場において、子どもたちに感染症対策の基本を学ぶ機会をつくることが大切だと考えます。

新型コロナウイルス感染症の発症予防や重症化を防ぐためには、今ではワクチンがありますが、本書の執筆時点では一二歳以上が接種対象とされています。一二歳に満たない子どもたちは、依然としてワクチンを接種できない無防備な状態に置かれています。

感染症は、飛沫感染、接触感染、空気感染などウイルスの種類によって感染経路は様々です。新型コロナウイルス感染症の場合は、主に飛沫感染や接触感染といわれていますので、三密（密閉空間・密集場所・密接場所）を防ぐとともに、飛沫感染を防ぐためにマスクをつけ、接触感染を防ぐために手洗いや手指消毒を行うといった感染症対策が基本となります。学校現場において、子どもたちにこの感染症対策の基本を何度も伝え、実践して、家庭でも繰り返すなかでぜひ習慣化してほしいと思います。

さらに、それ以前に、しっかりと栄養をとって適度に運動して免疫力を高め、「健康の土台」をつくることが、感染から身を守るために大切です。特に、子どもたちの心身は、大人に向けて発育段階の不安定な状態にあるので、このことはとても重要です。新型コロナウイルス感染症の場合、肥満や糖尿病の方々は重症化するリスクが高いとされていることから、もともとの健康状態が感染後の重症化リスクにも影響してしまいます。そのため、学校現場では、単に感染症対策の基本を教えるのではなく、健康教育の一環として感染症対策を教えるカリキュラムにすることが重要で、その過程において学校医に期待される役割は大きなものと思います。

感染症に負けない人を育てる

今回、新型コロナウイルス感染症流行を受けて、ある日突然、感染対策を意識した生活を余儀なくされることとなり、特に感染拡大初期の頃はどのように対応したらよいものか戸惑う方も多かったと思います。そして、医学や科学が進歩した現代だからこそ、人々の関心は〝ワクチンも、治療薬もない〟という事実を恐怖として受け止めてしまい、そのことが人々の不安を増幅させ、過度に神経質になる方も少なくなかったように思います。

しかし、繰り返しますが、感染症対策の基本は、手指消毒とソーシャルディスタンス、そして健康のために良いことをして免疫力を高めることです。これは季節性インフルエンザのような既知の感染症でも新型コロナウイルス感染症でも、その他どのような感染症であるかを問わず、同じです。いかに医学や科学技術の進歩が目まぐるしい時代になっても、治療薬やワクチンができても、我々はこのような基本的な方法を粛々と実行することが大切なのです。言い換えれば、ワクチンや治療薬がなくとも、このような方法をとることで感染を防ぎうるという知恵です。

人類の歴史は感染症の脅威とともにありました。戦後、我が国において長らく死因第一位の病となり国民病として恐れられた結核が流行した時代、私は医師である父を通して感染症対策の基本を知りました。父は感染症の治療に勤しむ傍ら、感染が不衛生な状態から生じるという公衆衛生の観点から、地域の民家を一軒一軒訪れ衛生活動にも取り組んでいました。さらに、校医として地域の子どもたちの健康的な成長にも貢献しました。現在、新型コロナウイルス感染症の流行下にありますが、今後、いつ未知の感染症が世界的に流行するともわかりません。感染症対策の基本を、今回を契機に地域に根づかせる必要があると考えています。

例えば、東日本大震災のとき、「津波てんでんこ」という日常的な地域教育のおかげで子どもたちの命が助かったという成功例があります。津波から身を守るためには、早く高いところに避難するしかありません。「防災教育」を学校現場で実践し、この極めてシンプルで、かつ最も効果的なリスク回避の方法を子どもたちに教育していたからこそ、尊い命が救われました。

このことを考えれば、今回を契機に、感染症対策の基本を健康教育の一環として普及定着させる必要があります。例えば、鹿児島県薩摩川内市にある川内市医師会は、新型コロナウイルス感染症対策について絵図を交えてわかりやすく伝える「新型コロナウイルス感染症対策の手引き」を作成し、市民の方々にコロナの正しい知識を普及するための啓発活動に取り組んでいます。コロナに関する様々な情報が交錯するなか、手引きの中で、コロナにどうやって感染し、それに対してどのような対策をしたらよいのか、PCR検査が陰性だから大丈夫、あるいはワクチンを打ったから大丈夫、といった誤解があることにも触れて注意を促すとともに、感染者やその家族などへの誹謗中傷を絶対にやめようと呼びかけています。手引きは市と市医師会のホームページに掲載されています。さらに、川内市教育長と川内市医師会長が話し合って、薩摩川内市内の全生徒八〇〇〇人ほどに配布することが決まったといいます。川内市において、市と市医師会が連携して、学校現場において未来を担う子どもたちにこの手引きを通じて、コロナの正しい知識を普及する啓発活動は、地域主導だからこその好例です。

このような学校現場における普及啓発活動が全国各所で行われると、新型コロナウイルス感染症の脅威が落ち着いた後もその教訓を風化させることなく、将来、新たな未知の感染症が流行したときでも、国民一人ひとりが感染症から身を守る術をもち安心して生活できる街を、時代を超えてつくっていけることと思います。

第3章　「かかりつけ医」の果たす役割

――感染症の教訓とともに考える

私は「かかりつけ医」という存在を大切にしてきました。そのきっかけは、結核という感染症から人々を救おうと奔走する父の姿でした。父は医師として感染予防と治療の両方に携わりながら、校医として地域の子供たちの心身の健康の学びに貢献するような活動も行い、社会との関わりを実践する「かかりつけ医」こそ医療の原点であることを自らの身をもって私に教えてくれました。

新型コロナウイルス感染症をめぐって、とりわけワクチン接種や自宅療養の支援などで「かかりつけ医」の存在がクローズアップされてきたように思います。

昨今、専門医志向の強い医師が多いですが、これほど生命や身体を襲う脅威が多様化しているなか、医療は社会の中の一部であることを重視し、心身の治療だけでなく、社会の一員としての役割をも担う「かかりつけ医」となろうという人材を育成してくことが、これから最も大切になると私は思います。

そこで、本章では、「かかりつけ医」の何たるやを、父のエピソードとともに伝え、本書のしめくくりとしたいと思います。

1　医師たるもの「かかりつけ医」となれ——父の教え

結核患者のために私財を投じた父

今、新型コロナウイルス感染症流行下にいる私たちですが、ひと昔前、二〇世紀に長らく死因第一位の国民病として人々に恐れられた疾病は「結核」という感染症でした。私の幼少期の頃の話です。私は一九四四年、太平洋戦争の真っ只中に福岡市で生まれました。母親によれば「生まれて三時間後に空襲警報が鳴って、防空壕に連れ込んだんだよ」という話でした。

一九四五年の初め、私たちは祖父の出身地である三池郡高田村（現みやま市）に疎開しました。三池郡には炭鉱で有名な大牟田の一部も含まれ、大牟田市の拡張に伴って、一郡一町が長いこと続いてきた地域です。私がまだ幼い頃、疎開先と福岡市を西鉄電車で行き来しているときに、グラマンの機銃掃射に遭ったそうで、このとき数人の方が亡くなられたのですが、私はたまたまその電車に乗り合わせた九大の学生さんに助けられました。そんな、常に命の危険と隣合せの時代でした。

終戦後、軍医であった父が戻ってきました。そして、高田村の村長から「ここに残ってくれないか」と請われて、父はそれを引き受けました。村に診療所を開設し、私たちはそこに移り住むことになりました。当時の高田村は無医村に近い状態で、結核が死に至る病として人々に恐れられていました。結核は全国的な感染の広がりをみせていて、患者数が五〇万人を超える国民病でした。

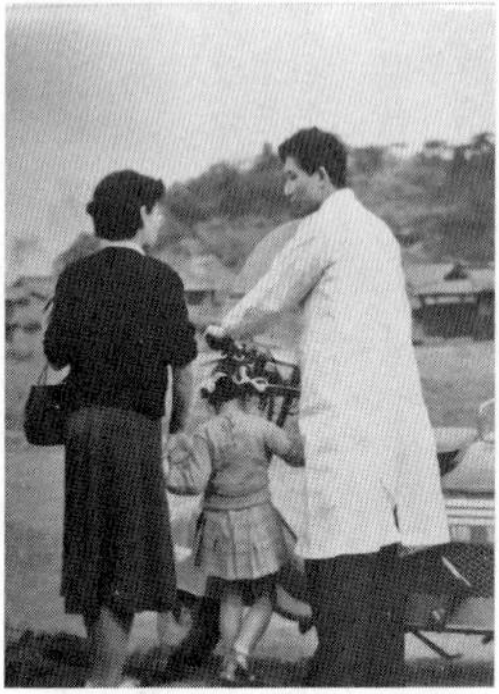
地域医療に従事した父，弘吉(右)

国民皆保険制度のない時代です。とくに田舎の医療は悲惨な状況でした。高田村も例外ではなく、圧倒的な医療過疎にあって、増え続ける結核患者さんたちの医療が間に合わない。父は考え抜いたすえに、国立療養所に入院できない結核患者さんたちを受け入れるために、私財を投じて病院を開設しました。診療を求められれば、真夜中であっても絶対に断ることはありませんでした。二四時間三六五日の診療体制。診療代が支払えない患者さんも多く、お代として米やダイコンを持ってくる方もいました。現金がないので父は治療のための薬を買うお金にも困窮し、母が着物を売って工面するような生活でした。来院が困難な患者さんや容態が急変した方のもとへ往診に出かけ、診療は昼夜切れ目なく、夜遅くまで続いていました(**写真**)。

感染症予防に便槽の清潔活動

罹患した結核患者さんの治療はもちろん大事です。それと同じくらい大事なのは、町の人々の感染予防の意識を高めて、感染しないよう衛生環境を整えることです。当時は赤痢や疫痢などの感染症がまん延していました。

父は、感染者をこれ以上増やさないためにも、一軒一軒お宅を訪問して便槽の周りに消毒液を撒いてまわる活動を町の人々に呼びかけ、自らも診療の傍ら活動に携わっていました。いちばんの感染予防は、感染源そのものを取り除くことです。戦後の生活環境というのは、今の日本からは想像できないほど凄まじく劣悪なものでした。とくにトイレは汲み取り式が主流だったのですが、不衛生な状態が感染を拡散させてしまうため、衛生環境を改善しないことには再び患者となり死に脅かされてしまいます。

本来であれば、行政が対策を講じるべき話ではあるのですが、終戦後の混乱の中では行政の機能が保健衛生にまで行き届くわけもなく、誰かがやらなければなりません。感染予防の知識を誰かが人々に伝えて対策を講じていかなければ、被害はどんどん大きくなっていく一方でした。父はそれを自ら買って出た一人でした。

そのような先人たちの尽力の甲斐もあって感染症は徐々に減少していきました。結核も結核予防法の制定や抗生剤の進歩と栄養の改善、生活環境の改善で感染者は減少していきました。結核は、今なお、世界人口の二三％にあたる約一七億人が感染し、そのうち年間一〇〇〇万人が新たに発病し、一六〇万人が亡くなる感染症です。

しかし、日本は戦後、この結核の制圧に成功した稀有な国なのです。のちに結核予防法は廃止され、感染症法の中に包含されていますが、それに基づく予防や対策の普及に加え、拡大してしまう前の早い段階で対処ができるよう、患者が受診してきたら保健所に報告する仕組みができています。

私たちの町では、気づいた人が人々に声をかけて、自分たちの町は自分たちでつくっていくという主体的な町づくりが行われていました。父のもとには、病気に悩む方だけではなく、学校のこと、仕事のこと、いろいろな相談が寄せられ、父は医師だから偉いんだと驕ることはなく、いつも地域の人々とともに生きているという感じでした。「どうしたもんかね」と一緒に頭を悩ませ、自らが互いの仲をとりもつこともありました。そうして、父は、自然と地域コミュニティのハブ的存在を担っていたのだと思います。

戦後日本を結核の制圧に導いてくれたのは、多くの先人たちの尽力であったことはいうまでもありません。その中には父のような「かかりつけ医」の存在があります。このことは、新型コロナウイルス感染症についても同じだと思うのです。

地域に溶け込んでなんぼ

父は診療だけでなく、地元の小学校や中学校の校医としての活動にも携わっていました。より一層、地域に溶け込んでいく父。校医として子どもたちと接するうちに「このままではいけない、自分の子どもたちだけを良くしようと考えてもダメだ」と言って、「子供会」をつくりました。子供会というと、今でこそ馴染みのあるものですが、当時は非常に珍しいものでした。自然体験、近隣の公園や船小屋での川遊びやキャンプなどを企画し、子どもたちの成長を見守っていました。その実績が各所から評価され、高田町教育委員や委員長を歴任し、そのうち福岡県教育委員長を拝命するまでになりました。

医師としての診療だけでも大変ななか、校医として活動し、さらには教育者となった父のもとには、「そんなに苦労しなくてもよいのではないか」と声をかける人々もいらっしゃったそうです。だが、父は「医療も教育も人を大切にする、同じことたい」と答えていたそうです。

2　コロナ医療と「かかりつけ医」

「かかりつけ医」とは、なんでも相談できる上、最新の医療情報を熟知して、必要な時には専門医、専門医療機関を紹介でき、身近で頼りになる地域医療、保健、福祉を担う総合的な能力を有する医師です。

相談は医療の入口であることからすれば、かかりつけ医は医療の道案内人ともいえます。例えば、二〇二〇年四月、福岡市内の大手企業で部長を務めている私の友人は、新型コロナに感染して自宅療養をしていましたが、発熱したことで強い不安を抱き、かかりつけ医である私に電話でサポートを求めてきました。私は、ＯＴＣ薬（薬局などで買える一般用の医薬品）の用意をして、ホテル療養を申し込むように伝え、その後、友人はホテル療養をして回復することができました。後日、本人から聞いた話ですが、あのときは死ぬのではないかと強い不安に襲われ、そんなときかかりつけ医である私と電話で話せたことで落ち着きを取り戻すことができた、ということでした。

「病」と向き合うことは、私たち医師にとっては日常ですが、一般の方々にとっては思いがけない非日常の出来事です。患者さんの多くは、突然、我が身にふりかかった「病」に戸惑い、この事実をどう受け止めたらよいのか、これからどうしたらよいのか、それほど大したことないからしばらく様子をみても大丈夫なものなのか、それとも早く病院に行って治療しないと手遅れになるものなのか、計り切れない様々な疑問や不安、葛藤を抱えます。とくに、身近な大切な人が病にかかったときはなおさらのことです。

近年、情報化が進み、ネット上で検索すれば病気や治療に関する情報が溢れている時代になりました。しかし、これらの中には正しい情報を伝えるものであったとしても、あらゆるリスクの可能性を丁寧に示すがために、それほど重症でない方が読んだときに逆に不安を助長してしまう可能性を潜在的に孕んでいるものも見受けられます。

大切なのは、「個々の患者さんにとっての最善は何か」ということです。年齢や既往歴など個別具体的な事情を考慮して医学的に最善の方法をお伝えすることは医師でなければできません。さらに、ご家族の存在や、会社や学校など地域コミュニティにおける社会的な立場、経済的な生活環境、行政による公的扶助などの事情をも考慮して、ご本人の意思を尊重しながら、そのときどきの最善の方法を瞬時に提供できるのは、患者さんと日頃から信頼関係を築いているかかりつけ医だからこそです。

このようなかかりつけ医が身近にいることで、適切な医療にアクセスできることはもとより、様々な情報が交錯して翻弄されがちなコロナ禍であっても、過度に神経質になって感染を恐れ悲観して心身を病むような事態を防ぐことにもなり得ます。そのことを考えれば、国民に寄り添うかかりつけ医の存在は、不安定な感染症情勢下において国民の安心と活力を取り戻すための重要な社会的役目を果たしていると思います。

地域の医療連携体制の中心として

我が国の医療の原点は地域医療であり、急性期、回復期、慢性期、在宅医療まで切れ目のない連携体制の構築の中心的な役割を果たすのはかかりつけ医と考えています。自治体は医療法に基づいて医療計画をつくっています。私は福岡県医師会会長の頃に県行政ともその認識を共有していました。福岡県では、限られた医療資源を有効に活用し、誰もが、身近な地域で、適切な医療が受けられるようにするため、初期診療や慢性疾患で症状が安定している場合などはかかりつけ医で、専門的な検査・診察・入院が必要なときは病院を受診するなど、医療機関が役割に応じて機能を分担しながら、連携を図るという医療連携体制の充実が必要という考え方が根づいています。地域の医療機関がそれぞれの得意とする専門性を発揮して、患者さんに貢

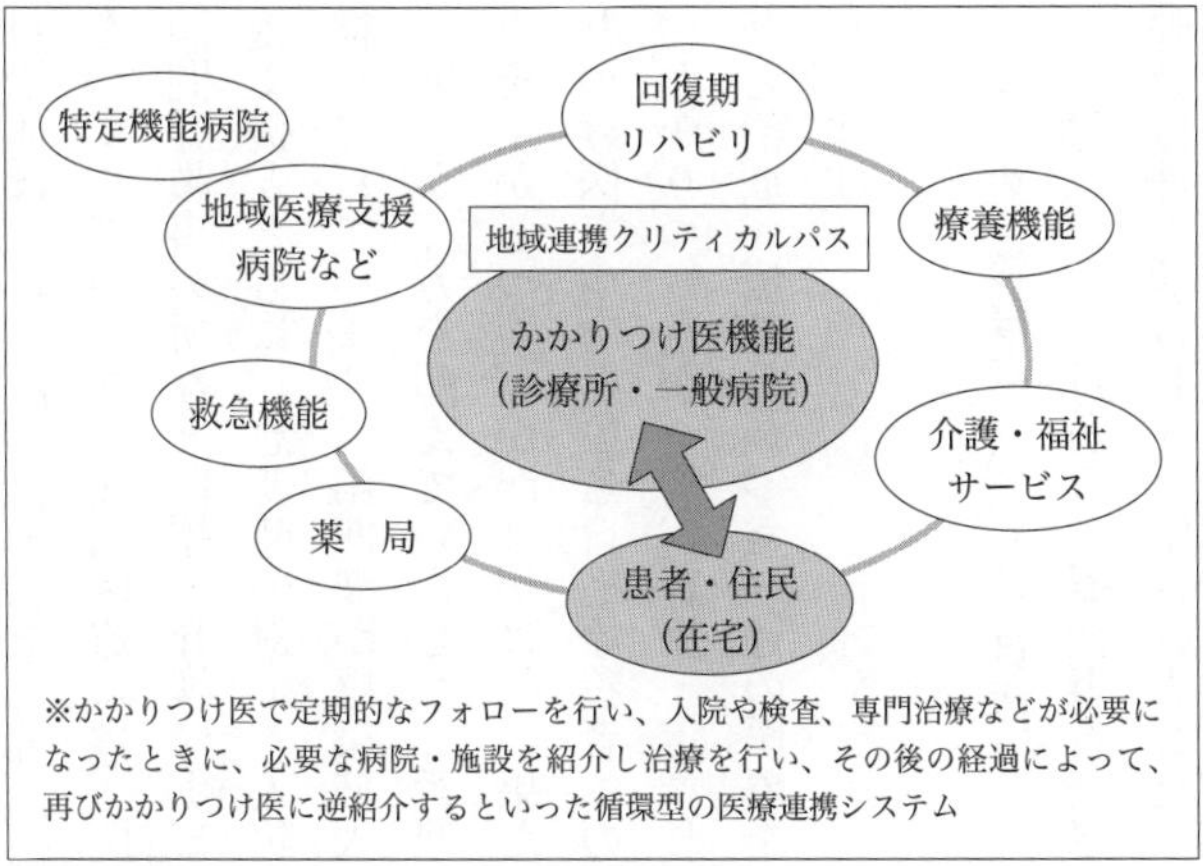

図 5　福岡県保健医療計画(2018 年 3 月)

献する仕組みは地域医療の理念に基づくものですので、全国的な考え方といえますが、かかりつけ医をその中心に据える考え方はまだ全国的に浸透しているとはいえないように思います(**図5**)。

今回のコロナ禍の問題は、入口の検査の段階における行政検査と医療検査の混同、とくにかかりつけ医が必要としたときに検査ができる体制をつくらなかったこと、これが第一波の課題でした。二〇二〇年三月に総理に話しに行ったときに保険適用することを合意し、そのようになったのに、自己負担を公費負担にするとして、行政検査の枠に置いたことが、現場に混乱をもたらしました。

また、治療や療養についてみると、コロナ患者のうち軽症者と無症状者は宿泊施設や自宅での療養をお願いするという仕組みになっています。各自治体は、在宅医療についても五疾病五事業(一六五ページ参照)と同様に医療計画の中で体制をつくっています。在宅医療には、医科・歯科医療機関のみならず、訪問看護ステーションや訪問介護事業所など医療・介護サービスの提供に関わる多くの関係機関の協力が必要です。療養支援とともに、急変時の対応、入院後の退院支援、看取りも含めた在宅医療体制が日頃から構築されています。第四波が感染拡大していた二〇二一年前半は、全国で自宅療養や宿泊療養の方々が、万を超えていました。新型コロナ患者の療養指導においても、この在宅医療の仕組みを生かしつつ、かかりつけ医の果たす役割は大であると思います。そして第五波では、かかりつけ医を中心とする自宅療養者への医療体制が各地で具体化されてきました(第2章参照)。

かかりつけ医が一層、普及・定着していれば、新型コロナ感染症についても相談、検査、診断と治療、療養といった一連の医療を切れ目なく、適切かつより円滑に行えたのではないかと思います。

ワクチン接種と「かかりつけ医」

二〇二一年二月から医療従事者などへのワクチンの優先接種が始まり、四月一二日からは高齢者接種も並行して実施されました。ワクチン接種は感染による重症化予防といった個人の生命や身体に対する効果をもつとともに、より多くの方がワクチンを接種することで集団免疫が形成されうるという社会的側面もあります。

最終的にワクチンを接種するかどうかは、国民一人ひとり、個人の意思によるものですが、副反応報告が少なからず発生していることから、その一事をもって接種を躊躇する方もいらっしゃると思います。しかし、「ワクチンを接種する副反応リスク」と「感染したときの死亡や重症化リスク」を考慮して、後者のリスクのほうが高いときにはワクチン接種に踏み切ったほうが良い場合もあります。

そこで、国民の方々がワクチン接種をするかどうかを判断するにあたって、医学的アドバイスをしつつ、本人の意思を尊重して寄り添いながらともに考え、その方にとって最善の判断ができるように貢献することも、かかりつけ医として期待される役割の一つだと思います。

例えば、インフルエンザワクチンの予診票の中には、何らかの病気にかかって治療や投薬などを受けている場合、「その病気を診てもらっている医師に予防接種を受けてよいと言われましたか」という設問があります。かかりつけ医の意見を事前に確認することで、より安全な接種につながると考えられているためです。ただ、かかりつけ医の確認がない場合であっても、接種する医師が罹患している病気などに注意して問診を行い、接種可能と判断した場合には接種することができます。

コロナワクチンの予診票の中にも、同様の設問がありました。しかし、かかりつけ医への事前確認は必須であるとの誤解から、医療機関に相談電話が殺到して通常診療に支障をきたすなどの問題が生じたため、厚労省は二〇二一年五月二八日、かかりつけ医の事前確認の設問を削除する考えを示しました。

インフルエンザなどの一般的なワクチンの場合、医療機関での個別接種が主流なので、かかりつけ医の医療機関で接種することができますが、コロナワクチンについては集団接種を主流として始まりました。当時、接種が可能なコロナワクチンはファイザー社製のもので、供給量そのものが限られるうえ、マイナス七五度のディープフリーザー(冷蔵庫)による特殊な保管が必要という話も飛び交うなど、一般的なワクチンとは異なる事情がありました。また、ワクチン接種をより迅速に進めて感染拡大防止を図ることを考えると、集団接種のほうが一度に多数の方の接種を可能とします。ただ、集団接種会場にかかりつけ医がいるとも限らないので、何らかの病気を抱えている場合、その治療中に接種することに不安を感じる方も少なくありません。

前述の通り、予診票におけるかかりつけ医の事前確認項目は削除されましたが、だからといってかかりつけ医はワクチン接種に全く関わらないということではありません。治療のために定期的にかかりつけ医を受診されている方でしたら、受診したときにワクチン接種のこともかかりつけ医に相談してみるというのも一つです。また、集団接種のみならず、個別接種も並行して行われている場合が多いので、かかりつけの医療機関が個別接種に対応している場合はそちらを利用するのも一つです。厚労省の「コロナワクチンナビ」のサイトで、予約を受け付けている医療機関を検索することができます。

今回のような感染症パンデミックにおけるワクチン接種において、かかりつけ医がどのように関与していくことが求められるのかについては、今後考えていく必要があります。

3 「かかりつけ医」の多様な働き

これまでお示ししたように、かかりつけ医には相談、診察、検査、診断と治療、その後の対応といった「医療面」と、感染予防といった「公衆衛生面」における様々な場面での多様な働きが求められます。ここで改めて、「かかりつけ医」という存在について、これまでの議論も含めて振り返ってみたいと思います。

かかりつけ医の役割と機能

我が国では、地域全体で切れ目なく必要な医療が提供される地域完結型医療が推進されてきました。かかりつけ医はその中心的な存在です。一九九二年、日本医師会(村瀬敏郎第一四代会長)はかかりつけ医構想を提唱し、一九九五年に旧厚生省は二一都道府県三二地区でかかりつけ医モデル事業を実施しました。

かかりつけ医の役割や機能は、地域の医療提供体制と密接に関わっています。例えば、医療提供体制の確保を図るため、各都道府県は医療計画を作成しています。医療計画制度は、一九八五年の医療法改正で導入され、このとき二次医療圏(一三ページ参照)ごとに必要病床数が設定されました。その後の法改正のたびに医療提供体制は見直されていきました。各都道府県が医療計画を定めるにあたっては、厚生労働大臣が定める「医療提供体制の確保に関する基本方針」に即して、かつ、地域の実情に応じてつくることとされています。この基本方針の中には、身近な地域における日常的な医療の提供や健康管理に関する相談といったかかりつけ医機能の向上を図りつつ、診療所相互間または診療所と病院が連携することが言及されています。また、医療計画の作成手法その他重要な技術的事項について、厚生労働大臣が都道府県に対する助言として定めた「医療計画作成指針」の中には、かかりつけ医への支援を通じた地域医療の体系化と地域医療支援病院の整備を、地域の実情を考慮して検討することが明記されています。

私が日本医師会会長になってからは、二〇一三年八月六日、二〇二五年までの社会保障・税一体改革の道筋を示した「社会保障制度改革国民会議報告書」が公表され、その中でかかりつけ医の役割の重要性について言及されました。「フリーアクセスを守るためには、緩やかなゲートキーパー機能を備えた「かかりつけ医」の普及は必須」であること、「大病院の外来は紹介患者を中心とし、一般的な外来受診は「かかりつけ医」に相談することを基本とするシステムの普及、定着は必須」であること、さらに地域包括ケアシステムは、「自宅だけでなく、高齢者住宅に居ても、グループホームや介護施設その他どこに暮らしていても必要な医療が確実に提供されるようにしなければならず、「かかりつけ医」の役割が改めて重要」であること、そして「かかりつけ医機能を担う地域医師会等の協力を得つつ、在宅医療と介護の連携を推進することも重要」であることが明記されました。

その二日後の八月八日、日本医師会は四病院団体協議会とともに、医療提供体制のあり方について合同提言を発表し、従来からあったかかりつけ医の定義を再確認するとともに、かかりつけ医機能を明確に示した上で、その充実・強化に自ら取り組む方針を示しました。

かかりつけ医の定義

「かかりつけ医」とは、なんでも相談できる上、最新の医療情報を熟知して、必要な時には専門医、専門医療機関を紹介でき、身近で頼りになる地域医療・保健・福祉を担う総合的な能力を有する医師である。

病院の医師か、診療所の医師か、あるいはどの診療科かを問うものではなく、「かかりつけ医機能」の向上に努めている医師はすべて「かかりつけ医」である。かかりつけ医は、患者のもっとも身近で頼りになる医師として、自ら積極的にその機能を果たしていく。

かかりつけ医機能

・日常行う診療においては、患者の生活背景を把握し、適切な診療及び保健指導を行い、自己の専門性を超えて診療や指導を行えない場合には、地域の医師、医療機関等と協力して解決策を提供する。
・自己の診療時間外も患者にとって最善の医療が継続されるよう、地域の医師、医療機関等と必要な情報を共有し、お互いに協力して休日や夜間も患者に対応できる体制を構築する。
・日常行う診療のほかに、地域住民との信頼関係を構築し、健康相談、健診・がん検診、母子保健、学校保健、産業保健、地域保健等の地域における医療を取り巻く社会的活動、行政活動に積極的に参加するとともに保健・介護・福祉関係者との連携を行う。また、地域の高齢者が少しでも長く地域で生活できるよう在宅医療を推進する。
・患者や家族に対して、医療に関する適切かつわかりやすい情報の提供を行う。

二〇一四年六月には、「地域における医療及び介護の総合的な確保を推進するための関係法律の整備等に関する法律（医療介護総合確保推進法）」が成立しました。地域の実情に応じて、住まい、医療、介護、予防、生活支援を日常生活の場で一体的包括的に提供する「地域包括ケアシステム」を構築することで、国民の健康の保持および福祉の増進を図り、国民が生きがいをもち健康で安らかな生活を営むことができる地域社会を形成することを目的とするものです。

その背景には、我が国における急速な高齢化があります。六五歳以上の人口は二〇二〇年九月時点で三六〇〇万人を超えており、二〇四二年の約三九〇〇万人でピークを迎えますが、その後も七五歳以上の人口割合は増加し続けることが予想されています。このような状況のなか、団塊の世代が七五歳以上となる二〇二五年以降は、国民の医療や介護の需要が、さらに増加することが見込まれています。このため、厚労省は、二〇二五年を目途に、高齢者の尊厳の保持と自立生活の支援という目的のもとで、可能な限り住み慣れた地域で、自分らしい暮らしを人生の最期まで続けることができるよう「地域包括ケアシステム」の構築を推進しています。地域包括ケアシステムにおける医療と介護の一体化に伴い、「治す医療」から、介護や看取りまでを視野に入れた「治し支える医療」へとシフトし、それに伴ってかかりつけ医の役割も拡大し、より地域や社会に目を向けることが求められるようになりました。すなわち、これまでの急性期の大病院を頂点としてかかりつけ医を底辺とする医療のみの「垂直連携」中心から、かかりつけ医機能をもつ診療所・有床診療所・中小病院と訪問看護・介護分野のケアマネジャー・地域包括支援センターなどが同じ目線で連携する「水平連携」中心へのパラダイムシフトが起きています。この「水平連携」こそが地域包括ケアシステムにほかならず、そのリーダーとして期待されているのがかかりつけ医です。そして、地域包括ケアシステムを構築するためには、行政と医師会が車の両輪になる必要があり、かかりつけ医には多職種連携のまとめ役になることが求められています。

このように、従来、かかりつけ医の役割や機能については、平時の医療提供体制における議論が中心でした。今回、新型コロナウイルス感染症流行下において、かかりつけ医には、ワクチン接種、発熱外来における感染者の早期発見、在宅療養患者の病状管理などが求められることについては前項で述べましたが、それを踏まえ、感染症パンデミックなどの緊急時におけるかかりつけ医の関わりについてもさらに考えていく必要があると思います。

かかりつけ医の育成

医師は、日進月歩の医学、医療を実践するために、生涯にわたって自らの知識を広げ、技能を磨き、常に研鑽する責務を負っています。一九八七年、日本医師会は、医師としての姿勢を自ら律するというプロフェッショナルオートノミーの理念のもと、自己学習・研修を効果的に行えるよう「日本医師会生涯教育制度」を創設しました。以来、制度改定により質的向上と充実を図り、医師が質の高い医療を提供し、国民の健康に貢献することを目指しています。

さらに、私が日本医師会会長になってからは、かかりつけ医機能を充実・強化するため、二〇一六年四月より「日医かかりつけ医機能研修制度」を開始しました。これは、私が福岡県医師会会長の頃につくった福岡県かかりつけ医制度を土台にしたものです。

かかりつけ医の責務（福岡県医師会）

1. 自己の専門性も含めプライマリーケアに努めます。その際、患者さんの生活背景を把握し、全人的に接するよう努力します。
2. 自己の範疇を超えるケースに対しては、的確な病院と他の診療所、あるいは診療所どうしの連携を駆使し問題解決に当たるよう努めます。
3. 医療の継続性を重視します。
4. 健康相談、学校医、産業医、各種検診の協力など社会的活動、行政活動には積極的に参加します。
5. 保健・介護・福祉関係者との連携に努めます。

6．地域の一員として地域住民との信頼関係構築に努めます。
7．地域の高齢障害者が少しでも長く地域で生活できるよう在宅医療に理解を示します。

日医かかりつけ医機能研修制度は、今後のさらなる少子高齢社会を見据え、地域住民から信頼されるかかりつけ医機能のあるべき姿を評価し、その能力を維持・向上することを目的として始まりました。わが国の医師は、昔からかかりつけ医機能を果たしてきましたが、地域包括ケアシステムの構築が進められ、かかりつけ医機能の重要性がさらに高まる今こそ、あらためてかかりつけ医機能の充実・強化を図る必要があると考えられることが本研修制度発足の背景にありました。受講対象となる医師は、地域住民のかかりつけ医となるすべての医師であり、診療科や主たる診療の場は問いません。基本研修、応用研修、実地研修の三つで構成されるなか、二〇二〇年時点で、応用研修受講者数は延べ三万九〇七三名、修了者数は六〇〇九名です。

今回の新型コロナウイルス感染症流行を契機に、医師の感染症対応力を高めていく必要があります。前述の通り、日本医師会生涯教育制度には「感染症対策」、日医かかりつけ医機能研修制度には「かかりつけ医の感染症対策」の項目があり、それぞれ学ぶことができます。これらの研修が、将来新たな感染症パンデミックに見舞われたとしても、地域医療が一体となって取り組むことができるよう、医師各人の感染症対応力の向上に貢献できればと思います。

かかりつけ医の活動を支える

かかりつけ医の活動を支えるのは、医師会の役割だというのが私の考えです。今回のコロナについてみても、流行当初は〝原因不明の肺炎〟という情報で、ウイルスの素性さえわかりませんでした。その後、新型コロナウイルスという原因が判明した後も、時々刻々と感染症情勢が変化しています。今後も変異により感染力が強まり、国民にとっての新たな脅威と化すこともあり得ます。コロナの脅威は今どこまでわかっていて何がまだわかっていないのか、この情報は正しいのかそうでないのかといった情報や知見は、かかりつけ医が患者さんに医療を提供するうえで必要不可欠なものです。

そのため、私が日本医師会会長としてコロナ禍で最初に取り組んだことは、患者さんに最も近い存在である地域医療の現場のかかりつけ医に向けた情報発信でした。日本医師会から都道府県医師会を通じて行う文書による伝達とともに、日本医師会ホームページ上に特設ページを新設する方法も併せて、様々な情報や知見を迅速に発信し続けてきました。

しかし、それだけでは十分ではありません。我々から発信した情報は日々患者対応に従事する地域医療の現場が欲している情報とは異なる場合があるからです。日本医師会は、都道府県医師会、郡市区医師会といった三層構造の仕組みです。各地域における様々な問題、意見や要望は各郡市区医師会に寄せられ、さらに都道府県医師会に集まる仕組みになっています。そこで、私は、全国都道府県医師会新型コロナウイルス感染症担当理事連絡協議会を毎週金曜日に定期的に開催して、現状を共有するとともに、日本医師会から発信している情報に対する疑問、発信されていない情報の所在、国の動向など地域医療の現場からみた必要な情報は何かをフィードバックしてもらい、その疑問や要望に私たちが応え、不十分な点をその都度補い、現場との連絡を密にしてきました。国民や患者さんの生命と健康を守るために、地域医療の現場でかかりつけ医が奔走する、その活動を支えるため後ろで奔走するのが医師会という構図です。

患者さんに最も近い存在である現場の医療者たちの声は、決して自分本意のものではありません。むしろ、自らの経営の不採算や差別を受けることなどの不利益を二の次に考え、患者さんにとって何が最善かについて熟考に熟考を重ねた意見や提案が多く日本医師会にも寄せられます。災害時にはとくに地域の医療資源や人的物的対応力を超える問題に直面することが多いため、現場医療者の声を迅速に国の政策に反映して全国的な解決を図り、国民に安全安心な医療を提供できるようにすることは重要です。

4 「かかりつけ医」をもとう

私は、より多くの方々にかかりつけ医をもっていただくことを望みます。なぜなら、前述しましたように、かかりつけ医は多様な働きを通して、国民や患者さんの生命と健康を守るための最善を提供する存在だからです。

実際のところ、どのくらいの方がかかりつけ医をもっているかを調べた日医総研調査がありますこれによりますと、高齢者でかかりつけ医をもっている方は多いのですが、若い人はもっていない傾向があります。私は、福岡県医師会会長時代、日本医師会会長時代いずれでも、その普及に努めてきましたが、すべての国民がかかりつけ医をもつまでには至っていません。

今回のコロナ禍のような感染症パンデミックでは、老若男女問わず、感染症の脅威のもとでの対策を求められる事態となっています。本章を通じて、コロナ禍におけるかかりつけ医の役割や活動をお伝えすることで、かかりつけ医をもとうという方が一人でも増えることを願います。そして、「先生は私のかかりつけ医です」と言っていただけるような医師と患者の信頼関係が各地で多数形成されることを願っています。

おわりに

新型コロナウイルス感染症の流行から一年半あまりがたち、感染症パンデミックに対する我が国の危機管理体制や医療提供体制の脆弱性が浮き彫りとなりました。

新型コロナ感染症流行下においては、コロナ患者さんの生死が注目されがちですが、我々医療者にとっては、コロナ患者さんも、そうでない患者さんもその生命の重みは等しく、しっかり医療を提供したいという強い思いがあります。どうすればどちらの患者さんも救えるだろうか。地域医療の現場では、指定医療機関かそうでない医療機関かという壁を取りはらって、各々の医療機関の専門性や機能などを考慮しつつ地域における役割を見直し、入院・宿泊施設や自宅療養の方々に対する「コロナ医療」と感染以外の疾患を抱える患者さんに対する「通常医療」をともに全うしうる医療提供体制の仕組みを検討し、新たな問題が起きるたびに再考を繰り返し、最善の医療を目指して奮闘する日々です。それでも地域の医療資源には限界がありま す。国には患者さんのために奮闘する地域医療の現場をサポートしてほしいと願います。

さらに、将来起こりうる感染症パンデミックに向けて、今回の新型コロナウイルス感染症対応の教訓を踏まえた政策をつくっていかねばなりません。国は、医療法に基づく第八次医療計画の中に「新興感染症等の感染拡大時における医療提供体制の確保」を新たに追加し、感染拡大に対応可能な医療機関や病床、専門人材などの確保、医療機関における感染防護具等の備蓄、院内感染対策の徹底などに平時から取り組んでいくことを示しています。将来に向け確実に取り組んでいくよう求め、その進捗を注視していかねばなりません。

医療の現場では、多くの医師、看護師はじめ医療に携わる人々が国民が安心して生活していけるように、全力を尽くしています。私も「かかりつけ医」のひとりとして最大限の力を尽くしたいと思っています。

最後に、新型コロナと闘う現場の医療従事者の皆様、ともに奮闘した日本医師会と全国の各医師会、医療関係団体の方々、本書の執筆を支えてくれた岩波書店編集部の清宮美稚子さん、日医総研研究員の王子野麻代さんに心から感謝を申し上げます。

二〇二一年九月

横倉義武

横倉義武

1944年生まれ．久留米大学医学部卒業．医学博士．福岡県医師会会長(2006-2010)，第19代日本医師会会長(2012-2020)，日本人で3人目の世界医師会会長(第68代，2017-2018)などを経て，現在，社会医療法人弘恵会ヨコクラ病院理事長．
医師になって50年来，患者さんに寄り添う安心できる医療を目指して，患者さんに最も身近な「かかりつけ医」の立場から地域医療を支える活動を続けている．

新型コロナと向き合う
—「かかりつけ医」からの提言　　岩波新書(新赤版)1900

2021年10月20日　第1刷発行

著　者　横倉義武《よこくらよしたけ》

発行者　坂本政謙

発行所　株式会社 岩波書店
〒101-8002 東京都千代田区一ツ橋2-5-5
案内 03-5210-4000　営業部 03-5210-4111
https://www.iwanami.co.jp/

新書編集部 03-5210-4054
https://www.iwanami.co.jp/sin/

印刷製本・法令印刷　カバー・半七印刷

ISBN 978-4-00-431900-9　　Printed in Japan

岩波新書新赤版一〇〇〇点に際して

ひとつの時代が終わったと言われて久しい。だが、その先にいかなる時代を展望するのか、私たちはその輪郭すら描きえていない。二〇世紀から持ち越した課題の多くは、未だ解決の緒を見つけることのできないままであり、二一世紀が新たに招きよせた問題も少なくない。グローバル資本主義の浸透、憎悪の連鎖、暴力の応酬――世界は混沌として深い不安の只中にある。

現代社会においては変化が常態となり、速さと新しさに絶対的な価値が与えられた。消費社会の深化と情報技術の革命は、種々の境界を無くし、人々の生活やコミュニケーションの様式を根底から変容させてきた。ライフスタイルは多様化し、一面では個人の生き方をそれぞれが選びとる時代が始まっている。同時に、新たな格差が生まれ、様々な次元での亀裂や分断が深まっている。社会や歴史に対する意識が揺らぎ、普遍的な理念に対する根本的な懐疑や、現実を変えることへの無力感がひそかに根を張りつつある。そして生きることに誰もが困難を覚える時代が到来している。

しかし、日常生活のそれぞれの場で、自由と民主主義を獲得し実践することを通じて、私たち自身がそうした閉塞を乗り超え、希望の時代の幕開けを告げてゆくことは不可能ではあるまい。そのために、いま求められていること――それは、個と個の間で開かれた対話を積み重ねながら、人間らしく生きることの条件について一人ひとりが粘り強く思考することではないか。その営みの糧となるものが、教養に外ならないと私たちは考える。歴史とは何か、よく生きるとはいかなることか、世界そして人間はどこへ向かうべきなのか――こうした根源的な問いとの格闘が、文化と知の厚みを作り出し、個人と社会を支える基盤としての教養となった。まさにそのような教養への道案内こそ、岩波新書が創刊以来、追求してきたことである。

岩波新書は、日中戦争下の一九三八年一一月に赤版として創刊された。創刊の辞は、道義の精神に則らない日本の行動を憂慮し、批判的精神と良心的行動の欠如を戒めつつ、現代人の現代的教養を刊行の目的とする、と謳っている。以後、青版、黄版、新赤版と装いを改めながら、合計二五〇〇点余りを世に問うてきた。そして、いままた新赤版が一〇〇〇点を迎えたのを機に、人間の理性と良心への信頼を再確認し、それに裏打ちされた文化を培っていく決意を込めて、新しい装丁のもとに再出発したいと思う。一冊一冊から吹き出す新風が一人でも多くの読者の許に届くこと、そして希望ある時代への想像力を豊かにかき立てることを切に願う。

（二〇〇六年四月）